編審
陳品洋 博士

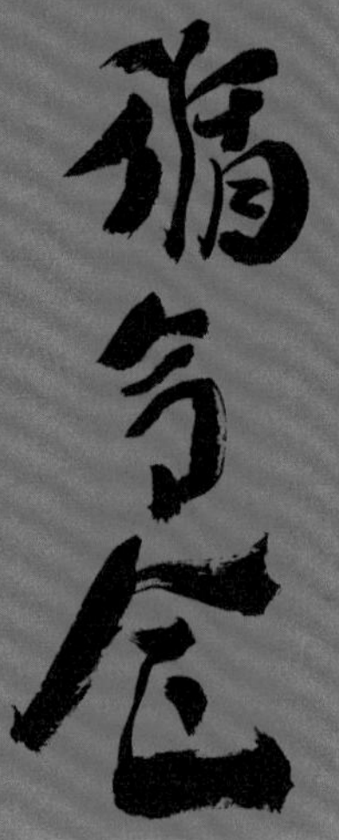

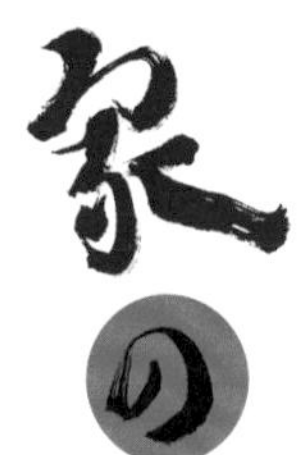

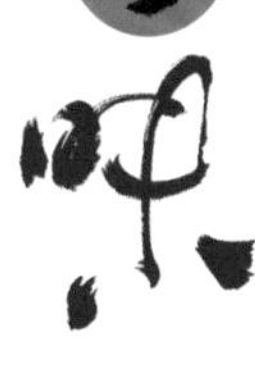

24節氣歲時紀

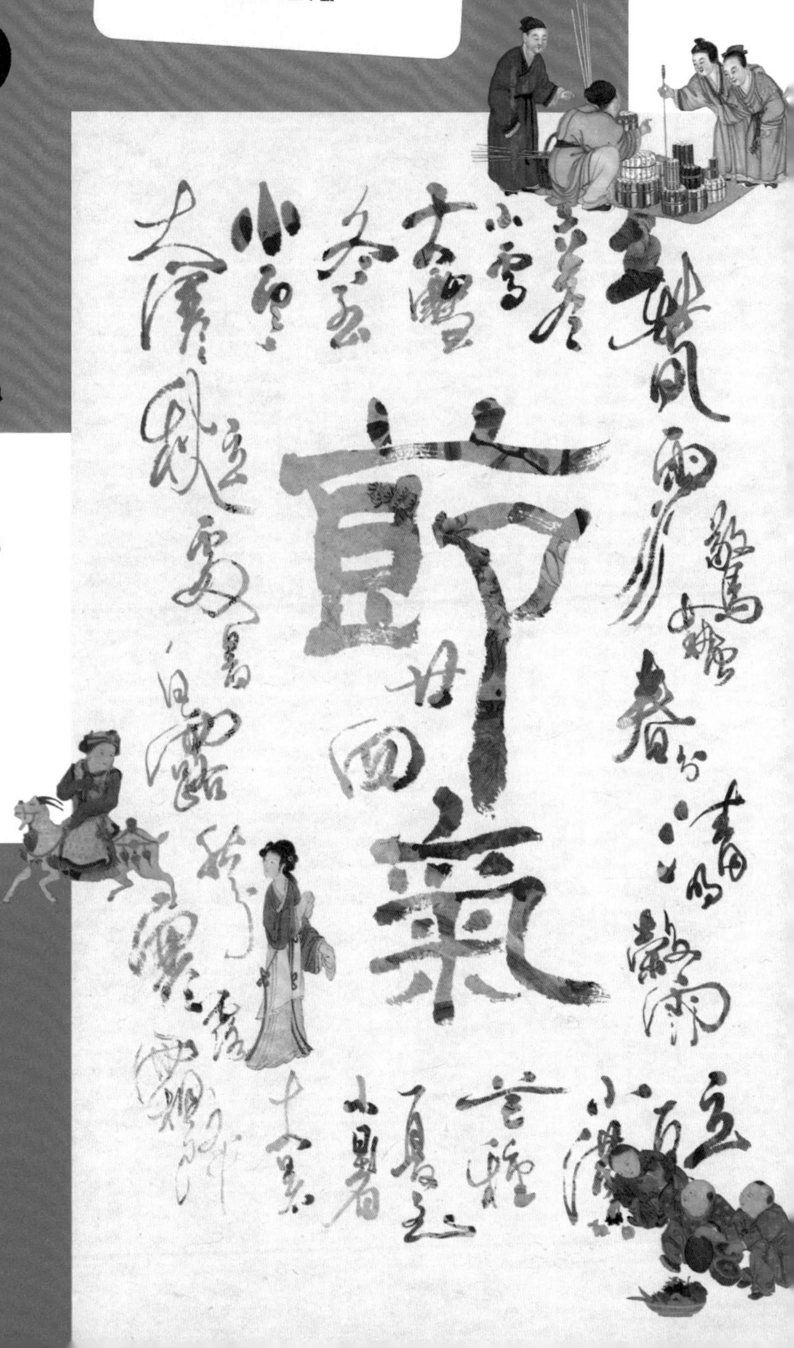

目錄

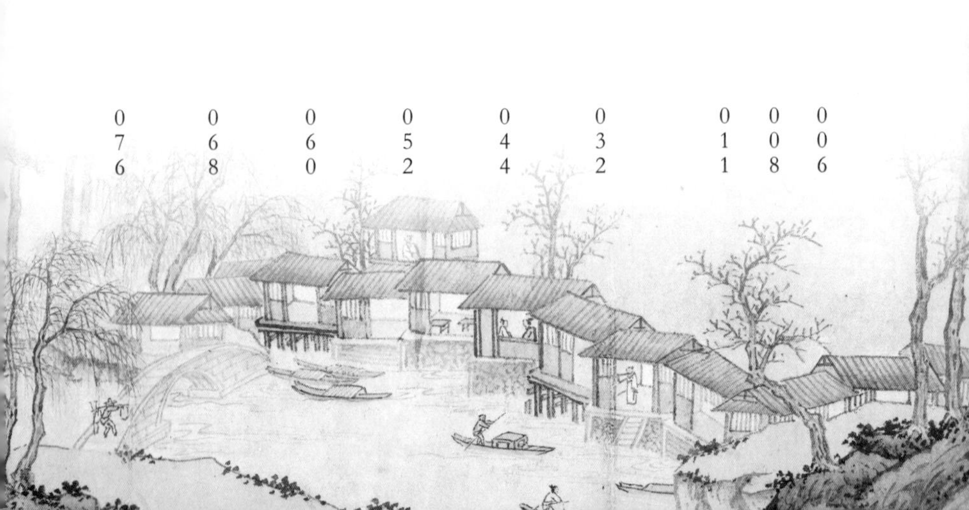

〔夏〕

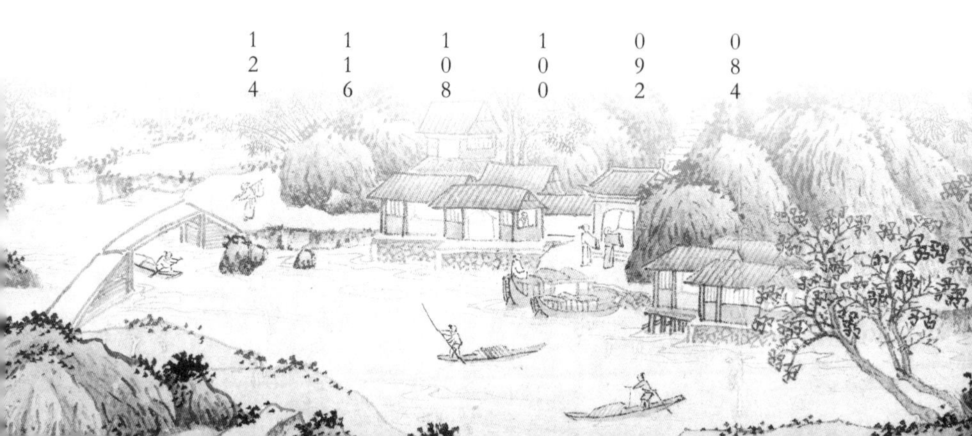

目錄

〔秋〕

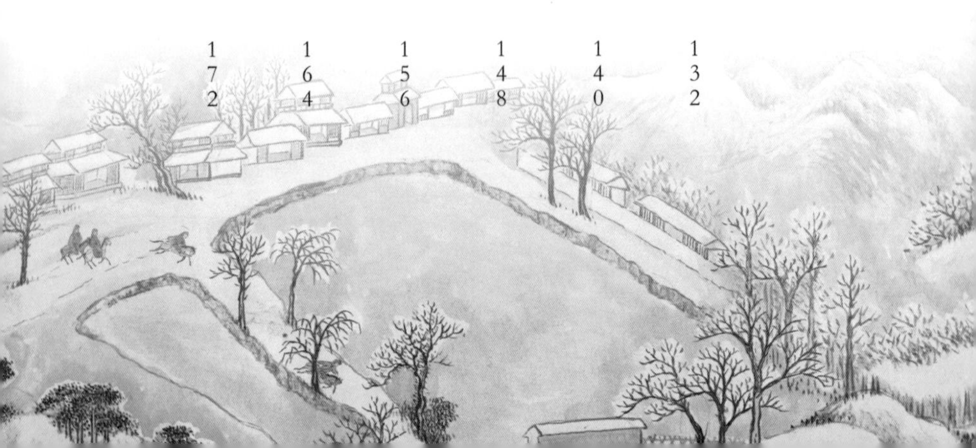

〔冬〕

專家名人推薦語

「法於陰陽，和於術數，食飲有節，起居有常，不妄作勞。」這是《黃帝內經・上古天真論》經文的意思，所以人應該隨著四時氣候的變化，採取適宜的養生之法。

《循令食 家の味：24節氣歲時紀》在四季節氣的各種食療製作，可謂精心著墨，堪稱是預防醫學不可多得的一本好書！

——常春藤中醫診所院長

陳泰瑾 中醫師

以生動的典故和文人的詩詞歌賦，系統性地介紹二十四節氣，並隨著時間變化，配合不同的飲食規律，令讀者能在此中了解中醫的養生文化，簡單就能融入節氣養生的生活方式！《循令食 家の味》值得推薦珍藏！

——廣州中醫藥大學博士、廣州中醫藥大學校友會秘書長

楊筆強 中醫博士

「五日一候，三候一氣，一節一氣；十日一旬，三旬一月，一月二氣；六氣一季，四季一年，四年一閏；天干為日，地支為時，皆為常數。」

養生之道代表「有系統性的生活方式」，大家常誤用了「順其自然」的意思，其實是了解自然的規律與常數，才能夠真正順從它。

非常開心讀見《循令食 家の味：24節氣歲時紀》用心地整理如此多的「自然常數」，讓讀者更容易「順其自然」！

——世界衛生組織無國界中醫暨傳統與補充醫學聯盟副秘書長

蔡志一 中醫師

編審序

依時順歲，融入節氣養生的時間醫學

陳品洋

世界是相當科學的，太陽、月亮與地球的星球以「橢圓周」重複繞行運動（更包括金木水火土星），因而產生星球群體之間的互相影響，再加上「時間」因素，投射於二維平面，便有如形成了地球氣候的「頻率週期」軌跡。

人體也是科學的，身體內的氣血運行脈象，依隨四季變化而表現出——春弦（緊）、夏洪（大）、秋毛（浮）、冬石（沉），以及萬物

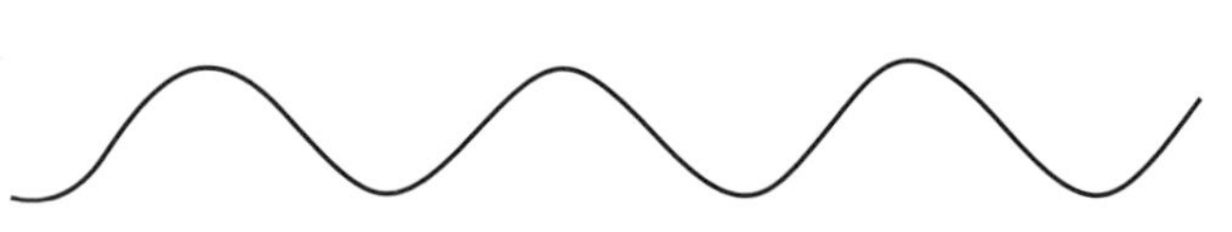

生命律動的頻率週期示意圖

皆不能免於大自然運行頻率週期影響，是萬物生發的氣候環境，在大時空環境下應依循的最高生命律動原則！

矯正偏性，中庸之治

古人智慧發現了這個週期規律，因此研訂了農曆，供農業時代人們有所依循，即便今日進入工商科技飛躍時代，大自然運行的頻率與週期大致依舊，而人們慶幸已能理解萬物生發原理，自身則更要懂得融入節氣養生的時間醫學，依時順歲、安身立命的意義，則更顯明確！

科學已證實「萬物是由頻率變化而成形」，食物當然也是，由千變萬化的頻率形成各種食物的形狀、顏色、味道、營養物質等，而「矯正偏性」回到原有頻率軌道——致中庸，一直是中醫的最高指導原理。

《呂氏春秋．盡數》寫到：「天生陰陽寒暑燥溼，四時之化，萬物之變，莫不為利，莫不為害。聖人察陰陽之宜，辨萬物之利以便生，故精神安乎形，而年壽得長焉。」

其中，利用食物及藥物，便是矯正頻率的手段之一。中醫的「以形補形」、「以色補色」之說，事實上並非完全荒謬，有待未來以更深入科學水平的知識來加以證明。

節氣週期，中醫律動的養生智慧

《黃帝內經》記載：「春養肝，夏養心，秋養肺，冬養腎。」更延伸說道：「春夏養陽，秋冬養陰」，便是順應節氣的「時間週期」，選擇合宜食物，配合瞭解自身的體質，再加上生活作息有度，便是最佳的中醫律動養生智慧。

由「春生」、「夏長」向上升發至最高點，再轉折向下「秋收」、「冬藏」最低點，產生如頻率圖的時間週期，上下振盪，那麼二十四節氣就是更細分的時間點位置，提供人們可依循的氣候現象紀錄。

《循令食 家の味：24節氣歲時紀》同時整理了各個時節，人們的應景節慶活動與來由典故，增添讀者對各節氣更深一層的趣味理解認識。

現今網路知識傳遞迅速方便，食療保健易於學習操作，且安全性較自行服用藥物高，本書特別過濾節檢並收集整理，針對各節氣的應時食譜配方，供讀者能在家輕鬆煮食，希望能成為讀者有益的手邊常用工具書。

【免責聲明】

關於本書提供的食材、食譜與營養建議，僅供讀者平日養生參考使用。若身體已有明顯病兆，應積極尋求相關科別的醫師諮詢，才能對症而癒。

前言

歲時養生，樂享當季——二十四節氣，七十二候的生活智慧

「竹外桃花三兩枝，春江水暖鴨先知。蔞蒿滿地蘆芽短，正是河豚欲上時。」（宋・蘇軾）偶然間讀見的詩句，饒富情趣且美妙傳神，令人咀嚼出尋常生活中不平凡的滋味。

順時兼養生，樂享當下

蘇東坡只用簡單的幾個詞彙，就把二十四節氣的排序第一位「立春」，活靈活現地勾勒了出來——

竹林外的三兩枝桃花初綻，在岸邊整整待了一個冬天的鴨子，已經迫不及待下水，搶著在回暖的江水中嬉遊。

河灘上頭也長滿了蘆蒿，跟著抽長發芽的蘆葦，迎風搖曳生姿，此時剛好也是

河豚逆江而上，成了漁人爭相捕捉、肥美上市的時節。

這不只是詩人對於節令的美好想像，仔細觀看詩中的圖景，完整展現出生活其中的人、動植物、環境、飲食風尚，依隨季節轉變下的自然呈現。

二十四節氣來自於古人千年智慧的累積，總結出一年的時令、氣候、物候，提醒著人們養生之道就是「依時順歲」，在什麼時間點，從事什麼事情，正是「活在當下」的最佳註記。

不管日夜如何推移、晨昏怎麼變化，都能頤養天年，從中找到安頓身心的方式。

二十四節氣，源自曆法系統

春雨驚春清穀天
夏滿芒夏暑相連
秋處露秋寒霜降
冬雪雪冬小大寒——二十四節氣歌

簡單來說，節氣就是二十四個時節與氣候的表現，古時用來指導農事的曆法曆注。

陽曆，又稱為太陽曆、公曆，根據太陽在不同季節的位置變化所訂的曆法而定；陰曆，則是根據月球環繞地球運行、按月亮的月相週期來安排的曆法；陰陽曆，則為涵蓋月球運行規律及太陽位置變化所訂的曆法，俗稱農曆的夏曆就是陰陽曆的一種，這種陰陽合曆，可說兼顧一年一循環。

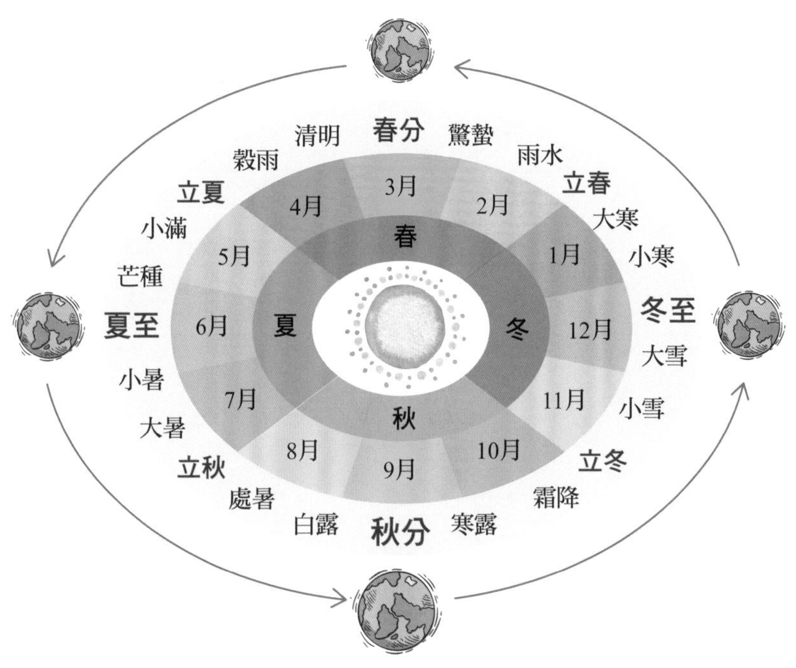
清明
春分
驚蟄
穀雨
雨水
立春
立夏
3月
4月
2月
大寒
小滿
春
5月
1月
小寒
芒種
冬至
夏至
6月
夏
冬
12月
大雪
小暑
7月
11月
小雪
大暑
秋
8月
10月
立冬
立秋
9月
處暑
霜降
白露
秋分
寒露

二十四節氣運行位置圖

太陽和地球每時每刻不停地公轉和自轉，當太陽垂直照射赤道時定為「黃經零度」，即為「春分」點，自此出發，每前進十五度就是一個節氣。

地球繞行太陽一圈，時間為一年，一年三百六十五天，分作十二個月，隨著太陽光照射地球的角度不同，而有自然的冷暖與寒暑變化，在此周而復始的循環中，於是有了春、夏、秋、冬四季。傳統農事活動看天吃飯，依循季候來安排，相應而來即是——春耕、夏耘、秋收、冬藏。

爾後，戰國時期《呂氏春秋》已詳加描述「立春」、「立夏」、「立秋」、「立冬」四個節氣，透過丈量日影軌跡變化，得出了日影最短為「夏至」，日影最長是「冬至」，日影介於兩者中間的是「春分」。

後續再根據天文學家「二至二分」的架構，每一段落範圍十五天，每個月就可以安放兩個節氣，便衍生出了其他的節氣名稱，就有了完整的二十四節氣。

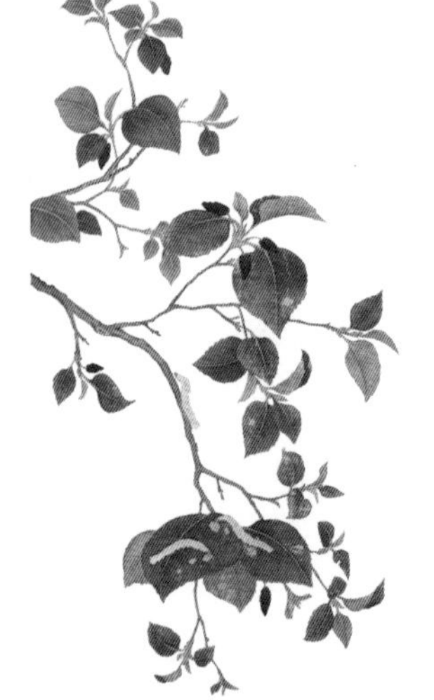

二十四節氣的分類

分類	節氣
反映四季變化	立春、春分、立夏、夏至、立秋、秋分、立冬、冬至
反映溫度變化	小暑、大暑、處暑、小寒、大寒
反映天氣現象	雨水、穀雨、白露、寒露、霜降、小雪、大雪
反映物候和農事	驚蟄、清明、小滿、芒種

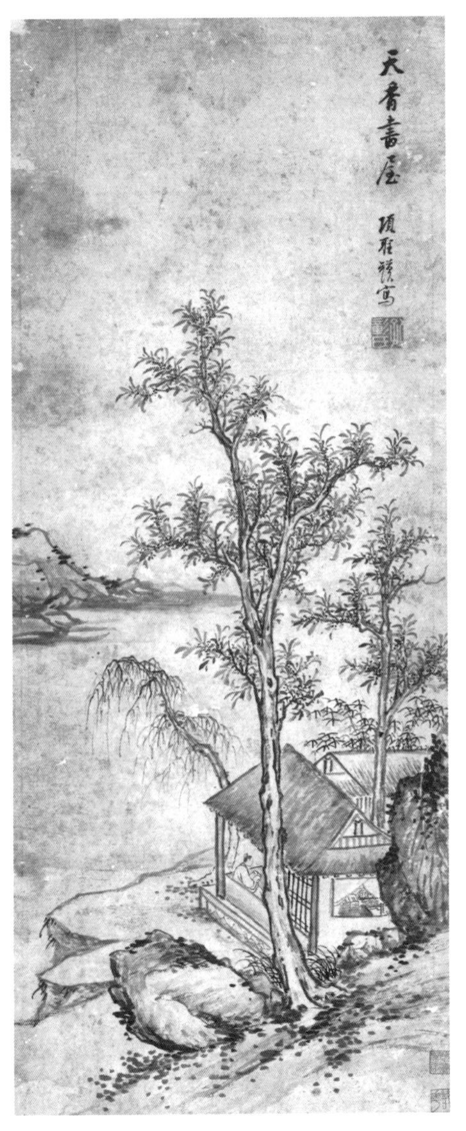

二十四節氣對應表

四季	節氣	國曆	農曆	傳統民間活動與特殊節令習俗
春	立春	二月四或五日	正月節	春回大地，除了走春、迎春、咬春、打春等習俗，台灣保有五大傳統「鬧元宵」慶典——北天燈、南蜂炮、東寒單、西乞龜、中㷛龍，歡喜又熱鬧。
	雨水	二月十八或十九日	正月中	二月二，龍抬頭，綿綿春雨普降大地，花草樹木生長，迎接花神節的到來。「要剃頭，才出頭。」在這個好日子剃頭，可以為自己招來好運氣。
	驚蟄	三月五或六日	二月節	「萬物長，百蟲驚竄」，驚蟄吃梨，取其「梨」、「離」諧音，吃了梨可使害蟲分離。此時，香港銅鑼灣鵝頸橋底特有的打小人習俗大排長龍，趕小人、招貴人。
	春分	三月二十或二十一日	二月中	「春分祭日，秋分祭月，乃國之大典，士民不得擅祀。」祭日是非常隆重的儀典，各地孔廟春祭也選定此日，依循古禮，演釋六佾舞，致敬至聖先師孔子，場面肅穆且隆重。

春		夏	
清明	穀雨	立夏	小滿
四月四或五日	四月二十或二十一日	五月五或六日	五月二十一或二十二日
三月節	三月中	四月節	四月中
「清明時節雨紛紛，路上行人欲斷魂。」人們共同踏上紛紛細雨的祭祖路，彰顯對於故人的思念、平安豐足的企盼。此時也有踏青、盪鞦韆、踢蹴鞠、打馬球、插柳等節俗活動。	傳說倉頡造字有功，皇帝頒佈詔令當天下起大雨，落下無數的穀米。「穀雨茶」，在雨聲中品茗，自是人生一大樂事；「穀雨畫」，藉此驅走毒蟲災厄，祈求農作物豐收。	迎接立夏，皇帝會率領文武百官舉行恭迎大典，以蝦煎麵，完成後親友們共食祭品，取其「食蝦」、「食夏」的諧音，這個禮俗又稱為「魘夏」。母親節、浴佛盛事也在此節氣。	「小滿乍來，蠶婦煮繭」，民眾祭拜蠶神，前往「蠶娘廟」獻上供品；另有「動三車」的習俗，祈求灌溉順利，人民豐足。此時也是藥王誕辰。

夏			
芒種	六月五或六日	五月節	五月又稱為「蒲月」，因應端午時節的到來，家家戶戶會在門楣懸掛菖蒲艾草而得名，上演划龍舟、立蛋活動。五月又是五毒出沒之時，民間流傳雄黃辟邪除蟲，香囊掛在胸前，一來驅蟲趕蚊，二來趨吉避凶。
夏至	六月二十一或二十二日	五月中	六月是荔枝、蓮花盛開的季節，因此稱為荔月，民間也會有歡慶夏至節的活動，不蛀夏，就是炎熱夏天不生病的意思。「天貺節」，把藏書、衣服拿出戶外曝曬，俗稱開天門、天門節。
小暑	七月七或八日	六月節	「小暑過，一日熱三分。」民間有「食新」習俗，品嘗最新收成的新米、飲釀出來新酒，舉辦隆重的謝天、祭祖儀式。
大暑	七月二十三或二十四日	六月中	「小暑不算熱，大暑正伏天。」正值酷暑天氣，宜伏不宜動，因此民間有「三伏貼」貼穴、飲用「三伏茶」的養生習俗。三伏天出現在小暑和處暑之中。

秋			
立秋	八月七或八日	七月節	天氣轉涼，氣候宜人，是非常適合出門遊玩的季節。「立秋食瓜，曰咬秋。」人們相信在立秋時，吃著冰涼的西瓜，可以避免冬春的腹瀉，讓整個秋天都不生病。
處暑	八月二十三或二十四日	七月中	鮮果香、新米甜，有了農作物收成，民間按照慣例要向祖先報秋成。中元節習俗，端上雞鴨魚肉、時蔬鮮果，外加一壺米酒，以此「薦新」，又稱孝親節。
白露	九月七或八日	八月節	「過了白露節，夜寒日裡熱。」地面的輻射散熱快，溫度急遽下降，開始出現明顯的溫差。經常被誤會是感冒的「花粉熱」，在飲食調節上就需要更加注重，平時少攝取魚蝦海鮮、生冷，以及辛辣酸鹹的食物。
秋分	九月二十三或二十四日	八月中	「秋分雷始收聲。」秋分時節，萬物生機開始收斂起來。秋分曾是傳統的「祭月節」，現在的中秋節則是由傳統的「祭月節」而來。

秋		冬	
寒露	霜降	立冬	小雪
十月八或九日	十月二十三或二十四日	十一月七或八日	十一月二十二或二十三日
九月節	九月中	十月節	十月中
寒露來了，賞菊登高的日子到了，重陽節除了有登高之外，食花糕也是習俗之一，寓意步步高升，因此食花糕有著吉祥之意。	「霜降吃丁柿，不會流鼻涕。」柿子此時已經成熟了，老一輩人的說法認為，在這天吃柿子，可以禦寒保暖，讓你整個冬天的嘴唇都不會裂開。	「立冬不端餃子碗，凍掉耳朵沒人管。」對於古人來說，立冬拜冬是一件大事，為了討一個好彩頭，吃與諧音「交子」相近的餃子，還能防冬天凍掉耳朵。	小雪後氣溫急劇下降，天氣變得乾燥，是加工臘肉的好時機。在台灣，民間有「謝平安」的宗教祭典，活動主要為「建醮」以酬神還願，感念上蒼保佑農作豐收、祈福祈安，並準備「紅龜粿」作為祭品。

冬			
大雪	十二月七或八日	十一月節	「大雪」標誌著冬天正式開始，在農耕文化裡，大雪是和豐年黏在一起。常說「瑞雪兆豐年」，積雪就像是一層鬆厚的棉被，隔絕了冷空氣的侵襲，保持地面及作物周圍的溫度，為冬天的作物創造了良好的過冬環境。
冬至	十二月二十一或二十二日	十一月中	「以冬日至，致天神人鬼。」冬至的祭天祭神活動從唐宋開始逐漸演變為祭祖的活動，每年一到冬至，許多小家庭仍然有拜拜的習慣，祈福來年風調雨順。
小寒	一月五或六日	十二月節	小寒節氣的到來，意味著氣候已經進入隆冬。古人會在十二月份舉行臘祭，表達對祖先的崇敬與懷念，也祭百神，感謝祂們一年來為農業所做出的貢獻。
大寒	一月二十或二十一日	十二月中	「尾牙」的習俗來由已久，在尾牙這一天會吃潤餅和刈包，有歲末祈福和慰勞辛苦一年的員工之意。在閩南地區，臘月二十四日是「送神日」，每一戶人家都會在這一天準備祭品獻給灶神，希望祂可以多說好話。

二十四節氣農事歌

◆立春

立春春打六九頭，春播備耕早動手，
一年之計在於春，農業生產創高優。

◆雨水

雨水春雨貴如油，頂凌耙耘防墒流，
多積肥料多打糧，精選良種奪豐收。

◆驚蟄

驚蟄天暖地氣開，冬眠蟄蟲甦醒來，
冬麥鎮壓來保墒，耕地耙耘種春麥。

◆春分

春分風多雨水少，土地解凍起春潮，
稻田平整早翻曬，冬麥返青把水澆。

◆清明

清明春始草青青，種瓜點豆好時辰，
植樹造林種甜菜，水稻育秧選好種。

◆穀雨

穀雨雪斷霜未斷，雜糧播種莫遲延，
家燕歸來淌頭水，苗圃枝接耕果園。

◆立夏

立夏麥苗節節高，平田整地栽稻苗，
中耕除草把墒保，溫棚防風要管好。

◆小滿

小滿溫和春意濃，防治蚜蟲麥稈蠅，
稻田追肥促分櫱，抓絨剪毛防冷風。

◆芒種

芒種雨少氣溫高，玉米間苗和定苗，
糜谷蕎麥搶墒種，稻田中耕勤除草。

◆夏至

夏至夏始冰雹猛，拔雜去劣選好種，
消雹增雨乾熱風，玉米追肥防黏蟲。

◆小暑

小暑進入三伏天，龍口奪食搶時間，
玉米中耕又培土，防雨防火莫等閒。

◆大暑

大暑大熱暴雨增，複種秋菜緊防洪，
勤測預報稻瘟病，深水護秧防低溫。

◆立秋

立秋秋始雨淋淋，及早防治玉米螟，
深翻深耕土變金，苗圃芽接摘樹心。

◆處暑

處暑伏盡秋色美，玉主甜菜要灌水，
糧菜後期勤管理，冬麥整地備種肥。

◆白露

白露夜寒白天熱，播種冬麥好時節，
灌稻曬田收葵花，早熟蘋果忙採摘。

◆秋分

秋分秋雨天漸涼，稻黃果香秋收忙，
碾穀脫粒交公糧，山區防霜聽氣象。

◆寒露

寒露草枯雁南飛，洋芋甜菜忙收回，
管好蘿蔔和白菜，秸稈還田秋施肥。

◆霜降

霜降結冰又結霜，抓緊秋翻蓄好墒，
防凍日消灌冬水，脫粒曬穀修糧倉。

◆立冬

立冬地凍白天消，羊隻牲畜圈修牢，
培田整地修渠道，農田建設掀高潮。

◆小雪

小雪地封初雪飄，幼樹葡萄快埋好，
利用冬閒積肥料，莊稼沒肥瞎胡鬧。

◆大雪

大雪臘雪兆豐年，多種經營創高產，
及時耙耘保好墒，多積肥料找肥源。

◆冬至

冬至嚴寒數九天，羊隻牲畜要防寒，
積極參加夜技校，增產豐收靠科研。

◆小寒

小寒進入三九天，豐收致富慶元旦，
冬季參加培訓班，不斷總結新經驗。

◆大寒

大寒雖冷農民喜，好的政策說不完，
摸摸腰包數數錢，歡歡喜喜過新年。

春分
0
清明
穀雨
30
立夏
小滿
60
芒種
90 夏至
小暑
120 大暑
立秋
150
處暑
白露
180
秋分
寒露
210
霜降
立冬
240
小雪
大雪
270
冬至
小寒
300
大寒
立春
330
雨水
驚蟄

黃經度
牡羊
金牛
雙子
巨蟹
獅子
處女
天秤
天蠍
射手
魔羯
水瓶
雙魚

二十四節氣與十二星座對照圖

七十二物候，人文科普的日常考察

因著日夜寒暑，有了春夏秋冬四季，一個季節收進六個節氣，四季就有二十四節氣，形成一套大自然運轉的規律。

除此之外，根據自然的「物候曆」記載，五天一候，三候一氣，六氣一季，四季一歲，換算下來，一年就得到七十二候。七十二候是古代最早結合天文、氣象、物候知識指導農事活動之曆法。

各候有著相對應的一種物候現象，又稱為「候應」，又可區分為生物和非生物兩大類，再根據當時的氣候特徵和特殊現象分別起名，列入多年觀察平均按序而出的現象，其中包含花草樹木的綻放凋謝、動物的出生與死滅、土壤和河流結凍解凍、農作播種時抽穗、開花與結果等，反映著農事活動。

然而因為地區差異性極大，所以較難被廣泛運用，但人文科普意味濃厚的詞條，仍然不失為一種景觀依時變遷的日常考查。

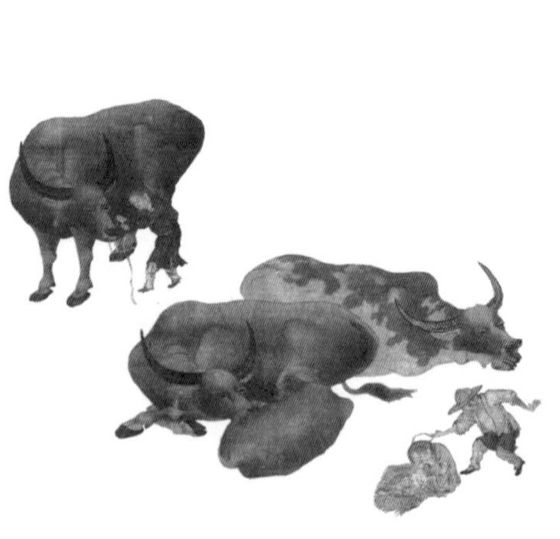

七十二候歌

◆春

立春正月春氣動，東風能解凝寒凍；
土底蟄蟲始振搖，魚陟負冰相戲泳；
半月交得雨水後，獺祭魚時隨應候；
候雁時催歸北鄉，那堪草木萌芽透。
驚蟄二月節氣浮，桃始開花放樹頭；
鶬鶊鳴動無休歇，催得胡鷹化作鳩；
春色平分才一半，向時玄鳥重相見；
雷乃發聲天際頭，閃閃雲開始見電。
芳菲三月報清明，梧桐枝上始含英；
田鼠化鴽人不覺，虹橋始見雨初晴；
三月中時交穀雨，萍始生遍閒洲渚；
鳴鳩自拂其羽毛，戴勝降於桑樹隅。

◆夏

立夏四月始相爭，知他螻蟈為誰鳴；
無端蚯蚓縱橫出，有意王瓜取次生；
小滿瞬時更疊至，閒尋苦菜爭榮處；
靡草千村死欲枯，微看初暄麥秋至；
芒種一番新換豆，不謂螳螂生如許；
鵙者鳴時聲不休，反舌無聲沒半語。
夏至才交陰始生，鹿乃解角養新茸；
陰陰蜩始鳴長日，細細田間半夏生；
小暑乍來渾未覺，溫風時至褰簾幙；
蟋蟀才居屋壁諸，天崖又見鷹始摰。
大暑雖炎猶自好，且看腐草為螢秒；
匀匀土潤散溽蒸，大雨時行蘇枯槁。

◆秋

大火西流又立秋，涼風至透內房幽；
一庭白露微微降，幾個寒蟬鳴樹頭；
一瞬中間處暑至，鷹乃祭鳥誰教汝；
天地屬金始肅清，禾乃登堂收幾許；
無可奈何白露秋，大鴻小雁來南洲；
舊石玄鳥都歸去，教令諸禽各養羞。
自入秋分八月中，雷始收聲斂震宮；
蟄蟲壞戶先為御，水始涸兮勢向東；
寒露人言晚節佳，鴻雁來賓時不差；
雀入大水化為蛤，爭看籬菊有黃花；
休言霜降非天意，豺乃祭獸班時意；
草木皆黃落葉天，蟄蟲咸俯迎寒氣；

◆冬

誰看書來立冬信，水始成冰寒日進；
地始凍兮折裂開，雉入大水潛為蜃；
逡巡小雪年華暮，虹藏不見知何處；
天升地降兩不交，閉寒成冬如禁錮；
紛飛大雪轉淒迷，鶡旦不鳴馬肯啼；
虎始交後風生壑，荔挺出時霜滿溪。
短日漸長冬至矣，蚯蚓結泉更不起；
漸漸林間麋角解，水泉搖動溫井底；
去歲小寒今歲又，雁聲北鄉春去舊；
鵲尋枝上始為巢，雉入寒煙時一雊。
一年時盡大寒來，雞始乳兮如乳孩；
征鳥當權飛厲疾，澤腹彌堅凍不開；
五朝一候如麟次，一歲從頭七十二；
達人觀此發天機，多少乾坤無限事。

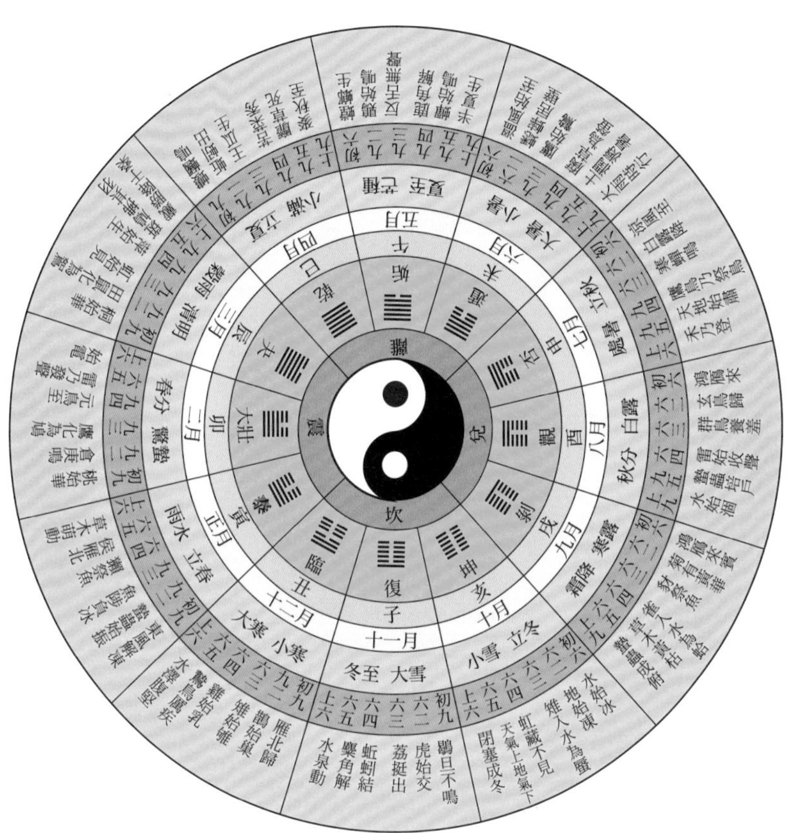

二十四節氣與七十二候卦象圖

節氣養生，把日子過成一首詩

上古醫書《黃帝內經》記載：「四時陰陽者，萬物之根本也，所以聖人春夏養陽，秋冬養陰，以從其根。」

東漢著名醫學家張仲景《傷寒雜病論》也寫到：「二十四節氣，節有十二，中氣有十二，五日為一候，氣亦同，合有七十二候，決病生死，此須洞解也。」

《醫宗金鑑．金匱要略註》更提出飲食的建議：「春不食肝，夏不食心，秋不食肺，冬不食腎，四季不食脾。」

這些中醫學理與專著，在在闡述因應節氣變化，順勢而為、依時而食、循令養息，老祖先流傳下來的養生智慧。

「人間最好的醫生乃是陽光、空氣和運動。」擁有現代醫學之父美稱的希波克拉底（Hippocrates）這麼說，一名醫者想要做好醫療工作，就得先研究該地的氣候、土壤、水，以及居民生活方式、文化條件、在地信仰等。

同樣地，一個人想要持續常保健康，就與內在條件的情感和諧、情緒安穩等心理層面，外在條件如空氣、陽光、水、食物、勞動之間的平衡，息息相關。

《黃帝內經．靈樞》補充提及：「故智者之養生也，必順四時而適寒暑，和喜怒而安居處，節陰陽而調剛柔。如是則辟邪不至，長生久視。」若是能夠遵循自然法則，依時吐納，活在當下，在自己與外在取得平衡的和諧，相信就能夠抵禦潛在文明疾病的威脅。

二十四節氣實為日常保健之本，承襲古人的生活經驗和智慧精華，結合節令與習俗的養生事典，彙編「說節氣．歲時紀」闡述台灣節俗、傳統智慧的美好典故，收錄「食節氣．養生帖」融合順時保養、當季飲食，進而在尋常的生活中，咀嚼出每個日子的美麗與不凡。

期許透過節氣主題書，帶著讀者一起重啟五感六覺，不只讓我們把日子過成一首詩，還可以兼顧長壽養生之道，三百六十五天健康過好日，便是本書的最大宗旨。

【編輯體例說明】

一、結合節令與習俗的養生事典，以二十四節氣貫串主旨且各自成篇，各篇節氣有「說節氣．歲時紀」闡述台灣節令習俗、傳統智慧的美好典故，「食節氣．養生帖」融合日常保養、應時飲膳作息，帶你健康過好日。

二、本書特別規劃節氣對應食譜，配合台灣在地應時美食佳餚——「循令食．家の味」，提供延伸參照。

三、本書收錄「節氣農事歌」、「七十二候歌」、二十四節氣的民諺與詩詞，徜徉在俚語與優雅之間，啟發心靈想像空間，期待為日常帶來詩意和平安的存在。

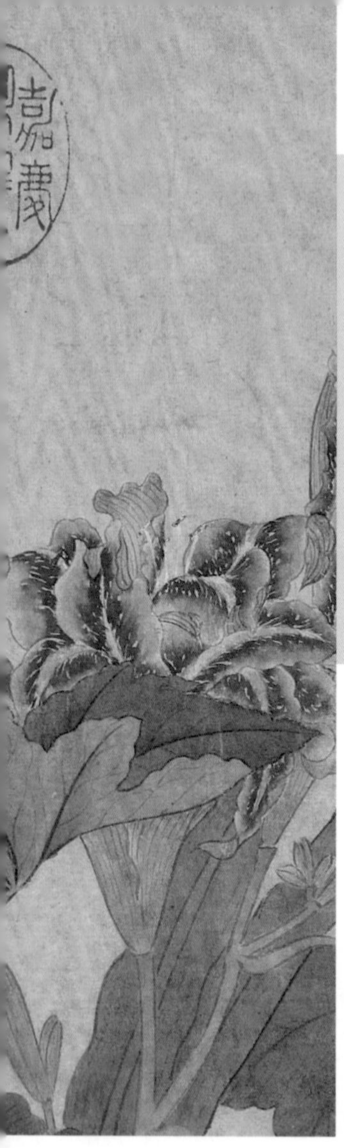

春飲一杯酒，便吟春日詩。
木梢寒未覺，地脈暖先知。
鳥嚩星沈後，山分雪薄時。
賞心無處說，悵望曲江池。

——唐・曹松〈立春日〉

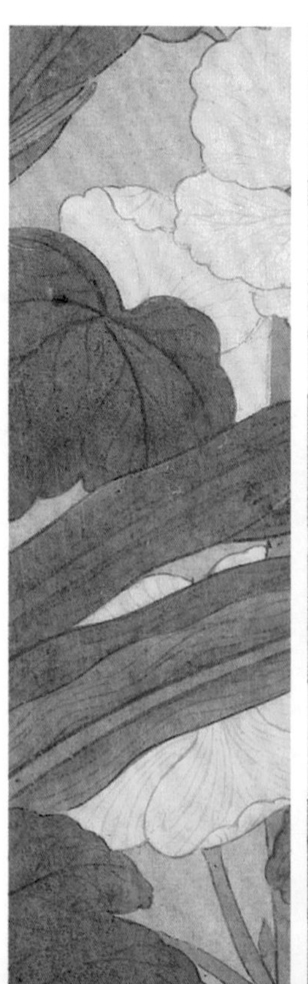

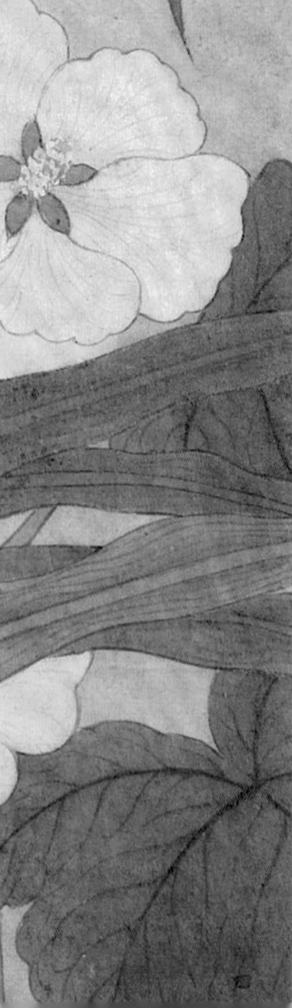

東風解凍，地脈暖先知

01

立春

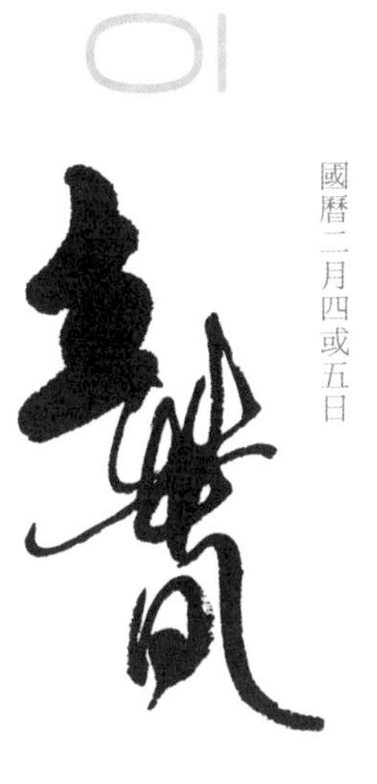

國曆二月四或五日

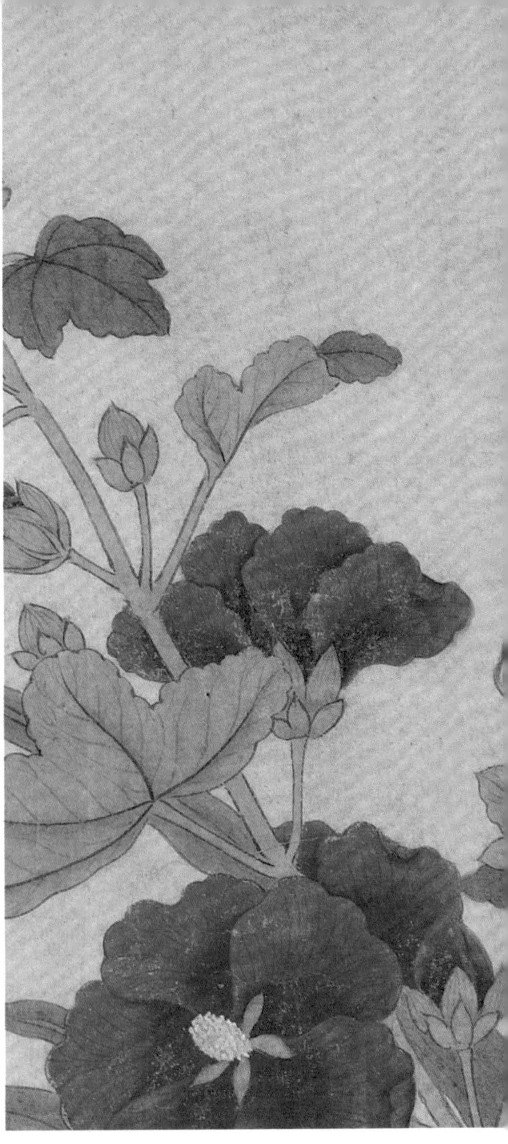

立春春打六九頭，春播備耕早動手，
一年之計在於春，農業生產創高優。

——二十四節氣農事歌

說節氣．歲時紀——

立春

東風解凍，蟄蟲始振，魚陟負冰。

賀春節，五大慶典鬧元宵

「把你的深淵交給我——我將用柔軟的睡眠標明它，你將會感激，能夠四足落地。」波蘭女詩人辛波絲卡（Wislawa Szymborska）說過這樣的句子，彷彿用現代的語氣，為春天開篇打了一個充滿詩意的廣告，熬過嚴寒的冬天，在逐漸甦醒的睡眠中轉身，聽見了大地復甦的喧鬧。

立春作為二十四節氣中的第一個節氣，通常在每年國曆二月四日前後，大地解凍，東風送暖，正式走進了春天，此時的萬物揮別嚴寒的冬天，重新生長，迎來春暖花開的日子。

春光如此明媚，蟄居洞中的蟲獸紛紛醒

了過來，川河上的冰開始解凍、消融，魚兒游竄到水面之上透氣。

「咚咚隆咚鏘，每條大街小巷，每個人的嘴裡，見面第一句話，就是恭喜恭喜……」，當這首歌曲在耳邊響起，就充滿了濃濃的過年氣氛。

早期的「春節」本來專指立春，後來為了有清楚的區別，國曆（陽曆）正月初一就稱為「元旦」，農曆（黃曆）正月初一則是大家殷殷期盼、張燈結綵喜洋洋的「農曆新年」。

農曆新年，接近於立春的朔日（月缺之日），推敲日期大抵落在大寒至雨水（國曆一月二十一日至二月二十日）三個節氣之間。

一年之歲首，又稱為度歲、賀新歲、慶新春等，整個春節過年一般要到正月十五的元宵，才算正式告一段落。

元宵，作為農曆新年的第一個月圓時刻，這一天除了上演吃元宵、賞花燈、猜燈謎的活動，台灣還保留五大傳統「鬧元宵」慶典——北天燈（平溪）、南蜂炮（鹽水）、東寒單（台東）、西乞龜（澎湖）、中㷥龍（苗栗），歡天喜地的年味終於有了圓滿的收束。（請參考下表）

台灣五大傳統「鬧元宵」慶典

慶典名稱	區域	儀式內容
北天燈	新北平溪	天燈又稱孔明燈、平安燈，相傳是三國諸葛亮所發明，起初用作信息傳遞，如今成了節日許願祈福的工具。
南蜂炮	台南鹽水	由許多沖天炮組成的大型發炮台，點燃時萬炮齊鳴，焰火如同蜜蜂般傾巢而出，而稱作蜂炮。響徹雲霄的炮竹，炸開不如意，迎接暢旺的好福氣。
東寒單	台東玄武堂	寒單爺俗稱武財神，相傳寒單爺怕冷，因此人們丟鞭炮為祂驅寒，由真人扮演的肉身寒單爺站上神轎後開始遶境，赤腳裸上身迎接各方投擲而來的鞭炮，越炸越發，帶來財富，也為自己消災解厄。
西乞龜	澎湖	烏龜被視為祥瑞、長壽的象徵，因此廟宇會用糯米、麵粉等五穀米糧做成烏龜外型的糕點，供民眾乞龜祈福。在地諺語：「摸龜頭，起大樓；摸龜尾，存家伙；摸龜殼，事業穩達達；摸龜腳，金銀財寶滿厝腳。」
中𤏸龍	苗栗客庄	𤏸就是「炸」的意思，客家人祈求火龍能帶來祥瑞之氣，採用大量鞭炮、蜂炮炸舞龍，迎新去舊，五穀豐收。

立春鞭牛，一年之初精神抖擻

農曆大年初一也要選擇良辰吉時「走春」，「春」的閩南語發音為「剩餘」的意思，代表著年年有餘，求得好兆頭。

還記得小時候有首兒歌，是這樣唱的：「春神來了怎知道？梅花黃鶯報到，梅花開頭先含笑，黃鶯接著唱新調，歡迎春神試身手，快把世界改造……。」

立春，確實有這麼一個有趣的習俗——迎春（神）。

據傳古代有位春神，鳥身人面，乘坐雙龍，專門掌管花草樹木的生長，這一天人們要從山上迎回春神，一路上敲鑼打鼓，唱響喧天，沿途還會丟擲五穀，就是「迎春」。

「春打六九頭，耕牛遍地走。春種一粒粟，秋收萬顆糧。」這頭將春神給迎回來了，那頭就要開始「打春」、「打牛」、「鞭春牛」的習俗，撿拾細細長長的柳條，輕輕地打在耕牛的身上。

連雅堂《臺灣通史》描述到：「立春前一日，有司預塑春牛，置於東郊之外，至日往迓，謂之迎春。男女盛服觀，衣香扇影，雜喧滿道。春牛過處，兒童爭摸其耳，或鞭其身，謂可得福。春牛過處，兒童爭摸其耳，或鞭其身，謂可得福。迎春如在歲首，尤形鬧熱，宛然太平景象也。」活靈活現出早年「鞭春牛」的有趣場景。

一年之計在於春，切勿怠惰白了頭，這

股象徵意義的鞭策，萬物跟著精神抖擻，人也神清氣爽起來，今年的農產勢必盈滿豐收。

萬象更新，無邊春色到人間，鄉村裡也流傳一首順口溜，以閩南語發音的「摸春牛」，可說饒富趣味：

摸牛角，賺錢穩答答；
摸牛頭，兒孫會出頭；
摸牛嘴，年年大富貴；
摸牛耳，健康呷百二；
摸牛身，家和萬事興；
摸牛肚，添丁發大財；
摸牛尾，年年剩家貨；
摸牛腳，抹甕呷未乾；
摸牛腩，子孫存億萬。

從鞭牛到摸牛，鮮活趣味的傳統民間習俗，帶我們一同品春味，詠春趣，彰顯出人與自然的共生和諧。

當我們把春牛從頭到腳都摸了一遍，好似也沾染了春天的生機盎然，同時把這份盈滿的福份帶回了家中。

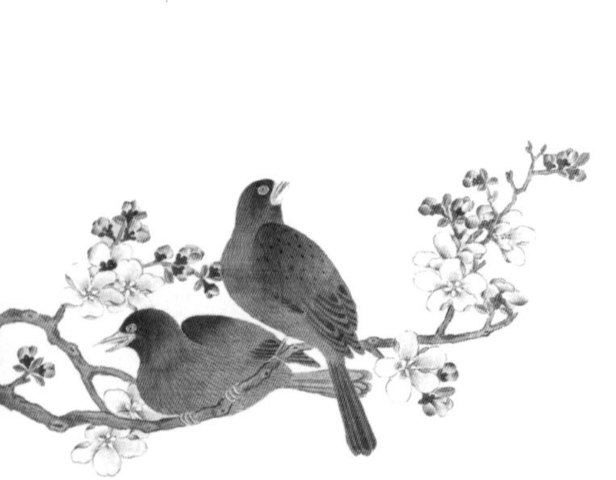

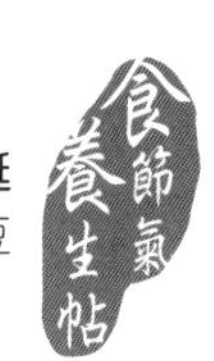

立春過好日，四季流涎

韭菜、芥菜、茼蒿、菠菜、芥藍、黃瓜、四季豆

春寒宜甜少酸，養肝護脾

「立春落雨到清明，一日落雨一日晴。」依照流傳下來的俗諺，在立春這天若是下雨的話，代表今年的春季會偏向濕雨且寒冷，而且這場綿綿雨季將會持續到清明。

「春寒料峭，凍殺年少。」忽冷忽熱的氣候，心臟血管容易快速的膨脹與收縮，一些年幼或年長者，往往因一時疏忽引發相關疾病，為了遠離風寒、腦中風、心肌梗塞等致命威脅，春日要做好頭頸部與雙腳的保暖功夫。

古代醫書《黃帝內經》提到：「春三月，此謂發陳。天地俱生，萬物以榮，夜臥早起，廣步於庭，被髮緩形，以使志生，生而勿殺，予而勿奪，賞而勿罰，此春氣之應，養生之道也。」

根據中醫理論的說法，當春歸大地的時候，冰雪漸漸消融，陽氣開始升發，因此，春天要掌握春氣生發的關鍵，蘊含並厚積身體中的陽氣。

草木滋榮的春天，依據中醫五行理論，春屬木，在五臟中屬肝，陽氣生發，新陳代謝跟著旺盛，此時的飲食宜甜少酸，有益肝的疏泄。

此外，唐代藥王孫思邈說到：「春日宜省酸，增甘，以養脾氣」，因為脾屬土，過旺的肝氣恐傷脾，因此養肝的同時，還要兼顧健脾整胃。

時尚咬春，食指大動的美味

立春這一天還可以來根大蘿蔔，準備「咬春」。

古人饒富智慧，在這個乍暖還寒的春日，透過五辛蔬菜的飲膳智慧，讓身體始終保持暖度。

蘿蔔，性味辛甘，生吃有辛辣感，咬上一口，好比把春天的爽利吃進嘴中，就是傳統習俗的「咬春」。

《四時寶鏡》記載：「立春日，食蘆菔、春餅、生菜，號春盤。」杜甫也有詩句寫到：「春日春盤細生菜」，可以看見春天的美食饗宴還有「春盤」，延續著唐朝流傳下來的習俗，將生菜瓜果擺放在盤子上，儼然就是古時候的生菜沙拉，蘆菔（音蔔）指的就是紫花小蕪菁，加上蘿蔔、韭菜、豆芽等，這些帶辛味的蔬食，不只暖了身子，還可以甦「春睏」。

同時，用麵糊烙上一張油香麥熟的「春餅」，餅香撲鼻，將縷縷細嫩的生菜切成細絲，包進了春餅裡頭，就成了名符其實的「春捲」，再放入油鍋炸上一會，酥香鮮脆的「炸春捲」就美味上桌。

這場用美食展開的繽紛「春鬧」，在在令人食指大開，吃了以後包準健脾暖胃，全身上下都舒暢。

日常養生，溫補陽氣

春回大地，鳥語花香，萬物從嚴寒中甦醒過來，乍暖還寒之際，更要留意身體的保護與調養。

《黃帝內經》四季陰陽養生法指出，需要多食溫補陽氣的食物，達到「春夏養陽」的功效。以下列舉相關食材，彙整如下：

大蒜 味辛，性溫，百合科、蔥屬的多年生草本植物，呈現鱗莖球或扁球狀。

《本草綱目》記載，大蒜「氣熏烈，能通五臟、達諸竅，去寒濕、辟邪惡、消腫痛」，具有暖脾胃、解毒去滯、溫中健胃、消食理氣、解毒殺蟲的效用，也能夠預防感冒和蟲蛇咬傷。

百合科大蒜的乾燥鱗莖，通常在春、夏兩季採收，有相當強的殺菌力，可與維生素B_1合成蒜硫胺素，提升新陳代謝，抵禦放射性物質對於人體的危害。

菠菜 甘冷，滑，無毒，屬於藜亞科的一種植物，又稱為菠薐、波斯草、赤根菜等。

《本草綱目》記載，菠菜可「通血脈，開胸膈，下氣調中，止渴潤燥」，春天吃菠菜，可說開胃又解饞，美味又下飯。

韭菜 辛溫微酸，叢生，百合科，蔥屬的多年生草本植物，又稱草鐘乳、起陽草、長生韭。

《本草綱目》記載，韭菜能「溫中，下氣，補虛，調和腑臟，令人能食，益陽，止泄白膿、腹冷痛，並煮食之。」屬於養護肝臟的蔬菜。

元末明初的冷謙，據傳活了一百五十歲，透過日常養生功法頤養天年，著作《修齡要指》可以一窺他的起居調攝法：「平明睡覺，先醒心，後醒眼，兩手搓熱，熨眼數十遍，以睛左旋右轉各九遍，閉住少頃，忽大睜開，卻除風火。……臨睡時，調息咽津，叩齒鳴天鼓，先睡眼，後睡心，側曲而臥，覺直而伸，晝夜起居，樂在其中矣。」這些生活起居的保健方法，在在提供強身健體的指引。

循令食・家の味

◆涼拌五辛鮮蔬（薦春盤）

食材：

豆芽二十克、蘿蔔二十克

韭菜二十克、菠菜二十克

芥菜二十克、芝麻醬

小磨麻油、醬油、米醋

蔥碎、薑屑、蒜泥等適量

（調味料可依個人需求）

作法：

一、五種蔬菜洗淨，適當切成小段。將調味料放在碗中稍作調勻，備用。

二、煮一鍋滾燙熱水，將所有蔬菜稍作川燙後，瀝水撈出。

三、再將川燙後的蔬菜放入冰開水盆中稍作冷卻，瀝水撈出後，和入調味料，稍作拌勻，盛盤即成。

◆紅棗雙耳粥

食材：

乾燥白木耳二十克

乾燥黑木耳二十克

紅棗五顆白米半杯

冰糖適量

作法：

一、將白木耳、黑木耳洗淨，泡軟，切成小朵，備用。白米洗淨，備用。

二、所有食材加入適量水，放入鍋中熬煮；煮沸後，再以小火續滾十五分鐘。

三、起鍋前，加入適量冰糖調味，即成。

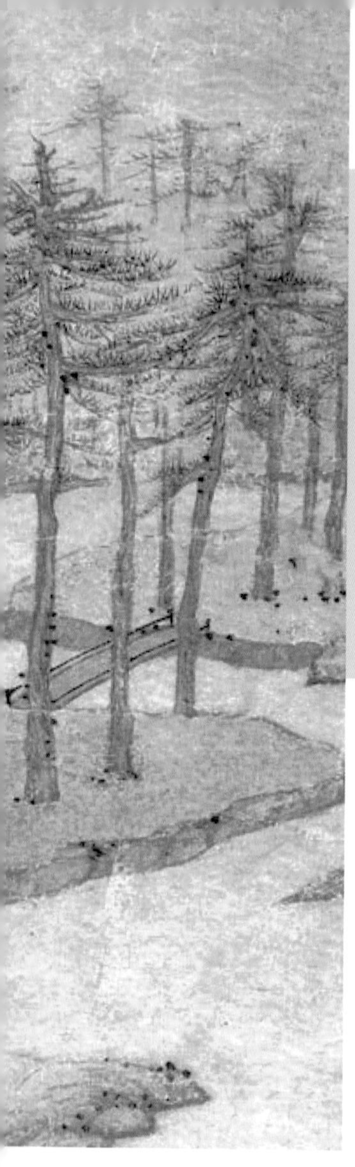

天街小雨潤如酥，草色遙看近卻無。
最是一年春好處，絕勝煙柳滿皇都。
莫道官忙身老大，即無年少逐春心。
憑君先到江頭看，柳色如今深未深。

——唐・韓愈
〈早春呈水部張十八員外二首〉

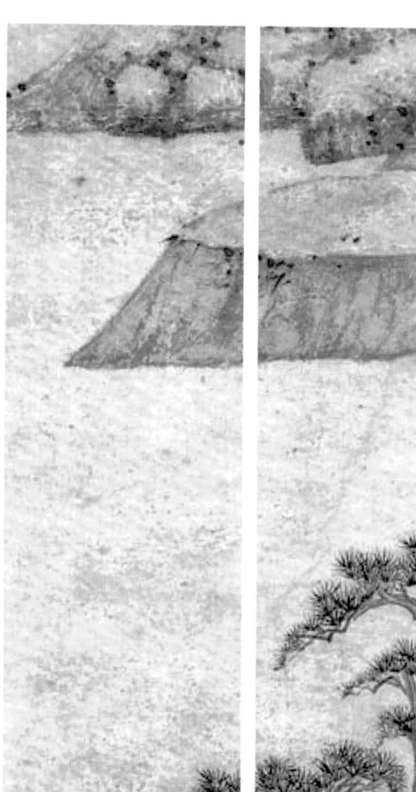

草木萌動，天街小雨潤如酥

02

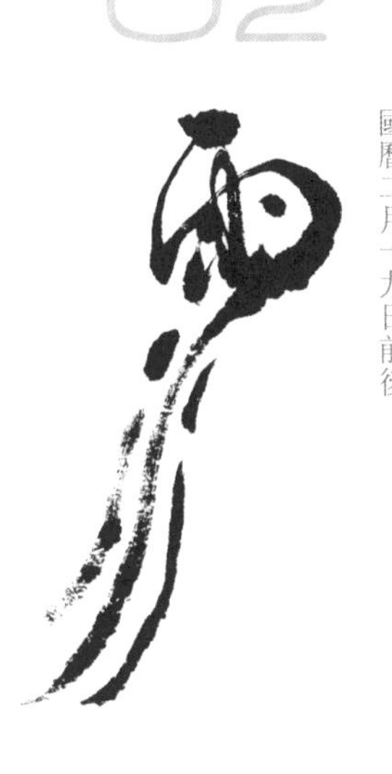

國曆二月十九日前後

雨水春雨貴如油，頂凌耙耘防墒流，
多積肥料多打糧，精選良種奪豐收。

——二十四節氣農事歌

說節氣．歲時紀——

雨水

獺祭魚，候雁北，草木萌動。

潤物細無聲，默默滋養萬物

雨水，一年中的第二個節氣，通常落在國曆二月十八到二十之間，曆書寫道：「斗指壬為雨水，時東風解凍，冰雪皆散而為水，化而為雨，故名雨水。」《月令七十二候集解》也提及：「正月中，天一生水。春始屬木，然生木者必水也，故立春後繼之雨水。」反映著降水現象，當日子走到這一天，代表著綿綿春雨即將普降大地。

此時，海邊的水獺開始捕魚，歡喜地將漁獲擺放在岸邊，好像正在舉行祭祀儀式，隨後再滿足地進食。大雁也要從南方飛回北方，在藍天上翺翔而過。

「好雨知時節，潤物細無聲。」春雨默

默地滋養著萬事萬物，花草樹木無形中獲得成長養分，從泥土地上冒芽萌動，再到欣欣向榮，不久後現出花繁葉茂、萬紫千紅的景象。

花神節、龍抬頭，家家男子剃龍頭

花朝節，大約在農曆二月，也稱作「花神節」、「百花生日」，此時乍暖還冷，隨處可以看見盛放的李花，開啟了賞花季。

馬中錫《宣府志》記載：「花朝節，城中婦女剪彩為花，插之鬢髻，以為應節。」在此期間，古時女孩們會相伴踏青，將五色彩紙剪成長條狀，用紅絲線繫在花樹的枝幹上面，象徵「護花」或「賞紅」。

民間俗諺說：「二月二，龍抬頭；大倉滿，小倉流。」雨水從天而降，不只賦情雅致的典故，更相傳每逢此時也是主管雲雨的龍王抬頭的好日子。自此之後，雨水開始增多，又稱作「春龍節」。

此外，還有一個傳統習俗：「二月二，龍抬頭，要剃頭，才出頭。」因此，在這個好日子剃頭，就可以為自己招來好運氣，從年頭就一路暢旺。

龍不抬頭，天不雨，既然龍都抬頭了，意味著天地應和，雲雨諧奏，自是五穀豐年，國泰民安。

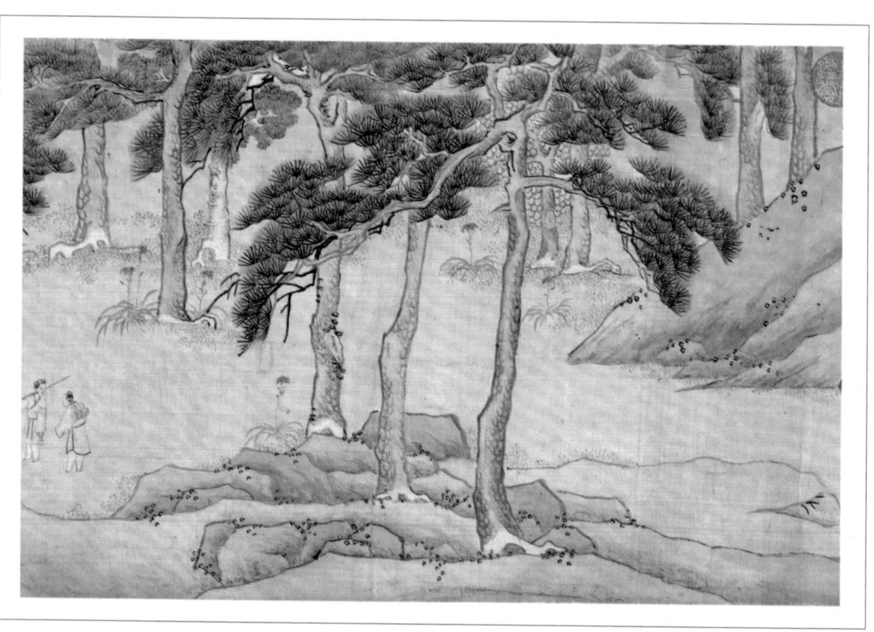

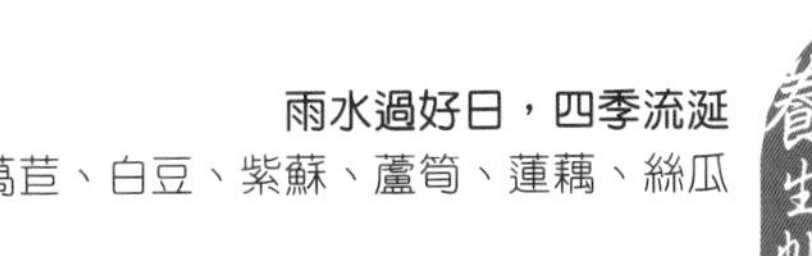

雨水過好日，四季流涎

萵苣、白豆、紫蘇、蘆筍、蓮藕、絲瓜

乍暖還寒，首重保養呼吸道

春雨來臨，天氣變化依然未定，呼吸道的養護尤其重要。

民間流傳著保健防病的諺語：「春捂秋凍，不生雜病。」意思是說，春天一到，不要急於脫掉厚重保暖的衣物，一旦受涼，容易引發各種呼吸系統疾病，心臟血管也會因為溫度驟升驟降而失衡，輕則傷風感冒，重則心肌梗塞、呼吸衰竭。秋天也不要剛轉涼，就馬上穿上厚重的棉襖，先接受涼爽的適當刺激，有助鍛鍊身體，提升禦寒的能力，也就不容易生病。

季節變換之際，人們的心理也比較浮動，情緒的波動也會特別明顯，可能會有失眠、心悸、氣鬱、恐慌等症產生。

中國古代養生術書嵇康《養生論》記載：「春三月，每朝梳頭一二百下，壽自高。……至夜臥時，用熱湯下鹽一撮，洗膝下至足方臥，以洩風毒腳氣，勿令壅滯。」進入春天時節，每日早晨起床梳頭一兩百次，晚上臨睡之前，採用熱水加入一撮鹽洗腳，可以排去毒氣，而不壅塞體內。

同時，可以做些簡單的放鬆運動，例如：呼吸吐納、筋骨舒展、打太極或瑜珈操等，藉此淨化身心、擺脫壓力。

《金匱要略》寫道：「春不食肝、夏不食心、秋不食肺、冬不食腎。」指的就是春季肝火暢旺，建議不要食用動物的肝臟，避免死氣入肝，傷及食者魂。

雨水屬陰，就中醫理論來談，飲食上「省酸增甘，以養脾氣」，採用蜂蜜、大棗、山藥、銀耳等食材入菜，幫助調脾胃、平肝氣。

日常養生順應天候變化，讓身體處在一種相對的平衡狀態，才能常保康健。

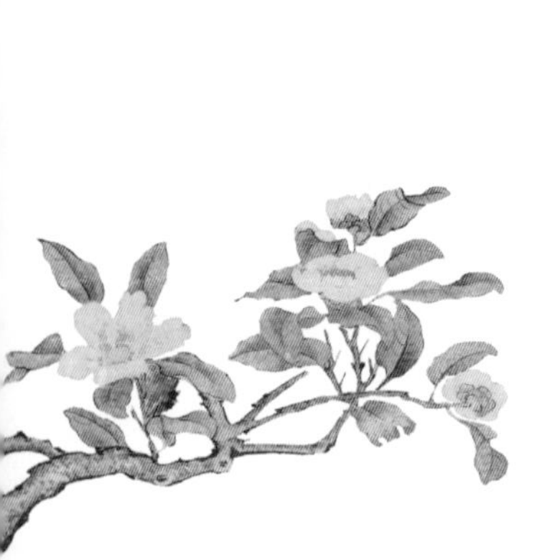

循令食・家の味

◆菠菜粥

食材：

菠菜兩百克
白米兩百克
食鹽適量

作法：

一、菠菜洗淨，切段。
二、起鍋等水沸騰後，川燙，瀝乾備用。
三、白米加適量水煨煮，待米熟爛後，放入菠菜。起鍋前，調味即成。

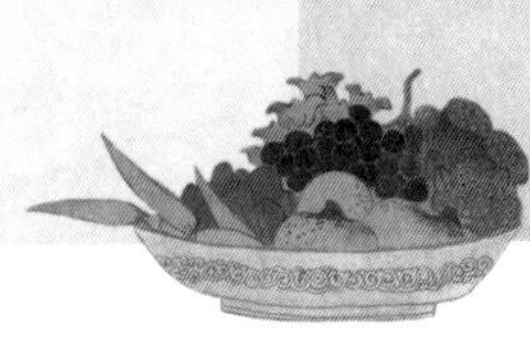

◆蒟蒻腐皮炒雙筍

食材：

蘆筍一百克
竹筍一百克
蒟蒻五十克
豆腐皮十五克

作法：

一、蘆筍切成小段，竹筍切成條絲，備用。蒟蒻先下鍋，煮軟備用。
二、取炒鍋，放油、蔥蒜爆香後，加入蘆筍、竹筍絲、蒟蒻和豆腐皮，一起翻炒。
三、最後，以太白粉勾芡，起鍋盛盤。

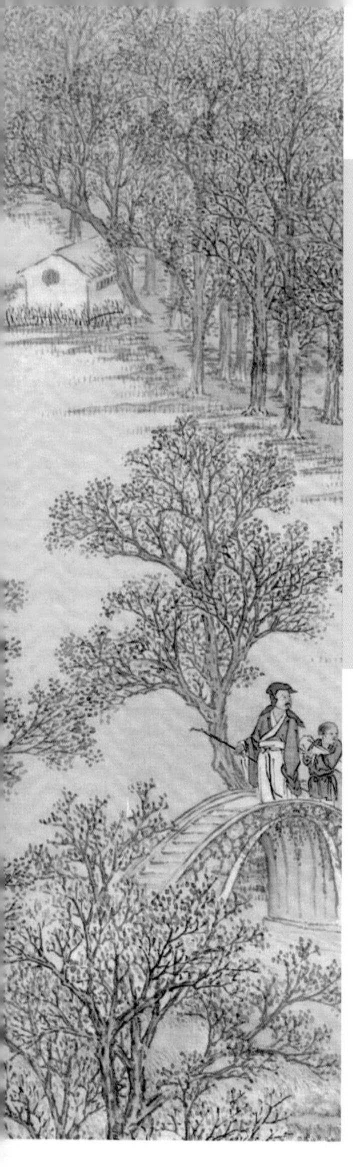

瘴地風霜早，溫天氣候催。
窮冬不見雪，正月已聞雷。
震蟄蟲蛇出，驚枯草木開。
空餘客方寸，依舊似寒灰。

——唐・白居易〈聞雷〉

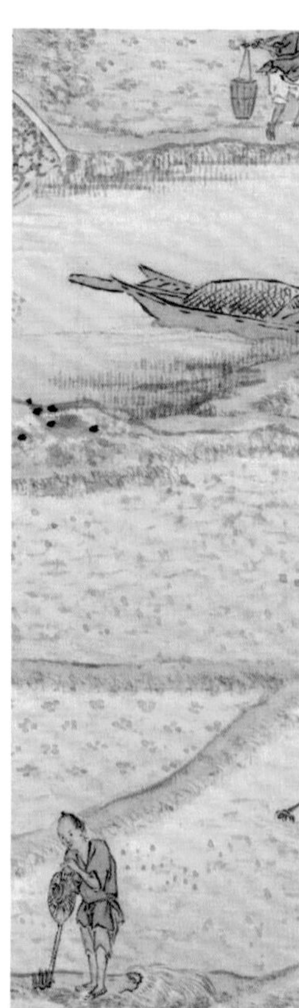

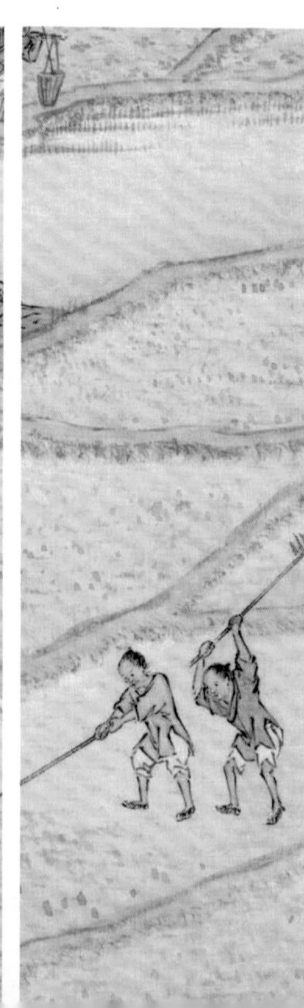

桃樹開花，一行白鷺上青天

03

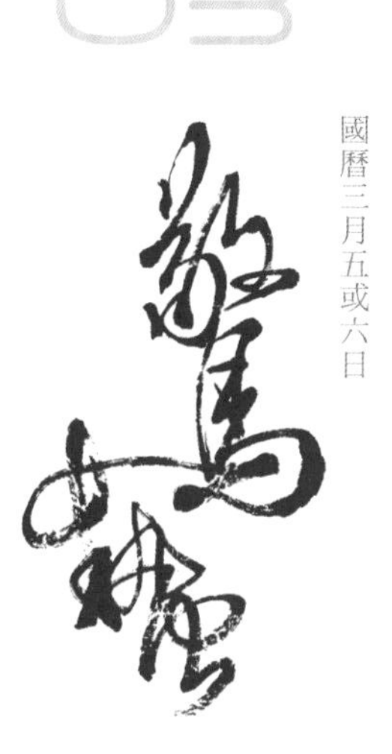

國曆三月五或六日

驚蟄天暖地氣開，冬眠蟄蟲甦醒來，
冬麥鎮壓來保墒，耕地耙耘種春麥。

——二十四節氣農事歌

說節氣・歲時紀——

驚蟄

桃始華，倉庚鳴，鷹化為鳩。

桃花盛開，雷公神喚醒大地

驚蟄，又稱啟蟄，一年中的第三個節氣，桃紅李白，草長鸝飛，宣告仲春時節的開始，也是「植樹節」的期間。

《月令七十二候集解》寫道：「二月節，萬物出乎震，震為雷，故曰驚蟄。是蟄蟲驚而出走矣。」嚴寒冬日藏伏土中的昆蟲動物，因為天氣轉暖，伴有春雷震盪而驚醒過來。

雷公作為二十四節氣中的驚蟄神，相傳是隻大鳥，手執鐵鎚，敲出石破天驚、震耳欲聾的響聲，喚醒天地萬物。家家戶戶為祈求風調雨順、豐收延年，也會有祭祀雷公神的儀式。

另有一說，混沌之際，盤古開天闢地，

呼吸成了風，聲音變成雷，秋冬時節，雷藏土中，等到春天一到，農夫耕種，雷就順勢破土而出，發出轟然巨響。

詩人杜甫也歌詠此節氣：「兩個黃鸝鳴翠柳，一行白鷺上青天」，一對黃鸝婉轉地歌唱，一行整齊的白鷺遨遊天際，描繪出明媚秀麗的春天勝景，都賦予了美麗的想像。

吃梨遠避疾蟲，祭百虎招貴人

「驚蟄寒，秧成團；驚蟄暖，秧成桿。」

此時的雨水增多，氣溫回升，正式進入春耕時期，農夫們忙著整地、插秧、播種，期待一年好收成。然而「萬物長，百蟲驚竄」，溫暖的氣候，也使多種病蟲害爆發與蔓延。

民間俚俗就說道：「桃花開，豬瘟來。」提醒農民、畜牧業都應該要做好病蟲害的防治，以及家禽家畜的照顧，透過飼料的營養調配，增強抗病能力。

唐代藥王孫思邈《千金月令》寫道：「驚蟄日，取石灰糝門限外，可絕蟲蟻。」住家也可採用天然艾草、薰香，來驅趕蟲蚊蛇鼠。

某些地方也流行在驚蟄吃梨，取其「梨」、「離」諧音，吃了梨可使害蟲分離。

隨著時日演變，蟲蟻就成為是非口舌的化身，也有傳說白虎會在驚蟄日現身覓食，找尋獵物，開口噬人，此時就可以透過「祭白虎」開運，在紙上畫出一隻

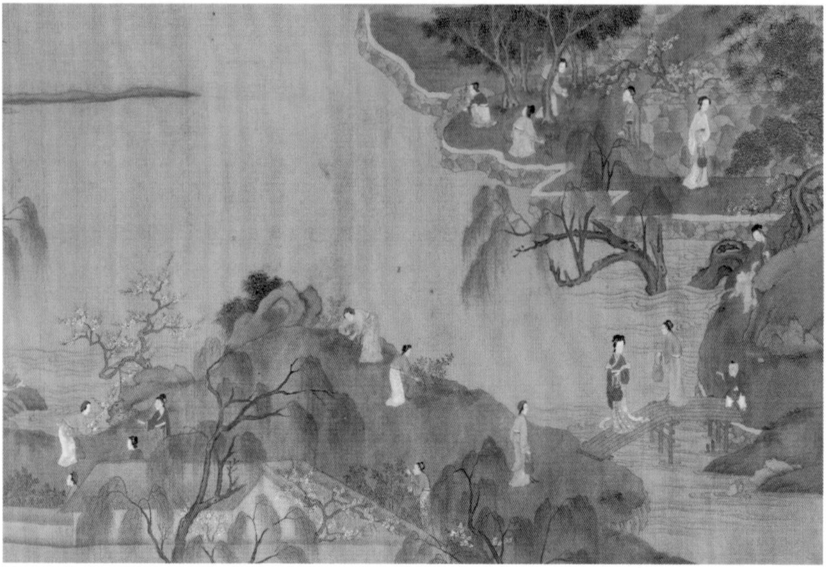

白老虎，再以豬血祭祀，為自己消災解厄，遠離那些道人長短的小人。

此外，香港銅鑼灣鵝頸橋底特有的打小人習俗「鵝頸橋下打小人」，每到驚蟄日總是大排長龍，神婆一邊拿著鞋打向小人紙，一邊喃喃念著口訣：「打你個小人頭……，打你隻小人手……」，吸引想要改運、趕小人、招貴人，延續至今，同樣令人津津樂道。

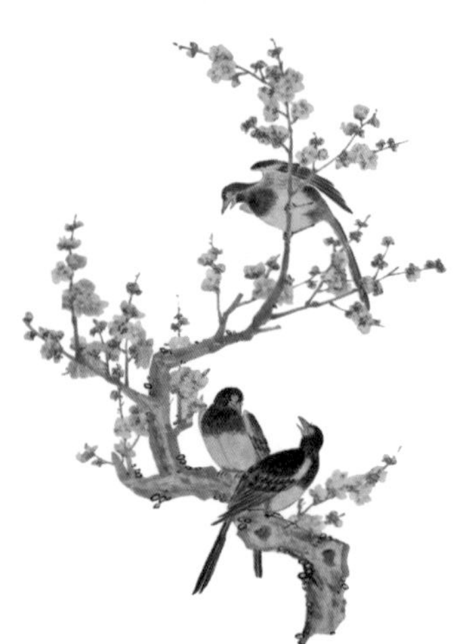

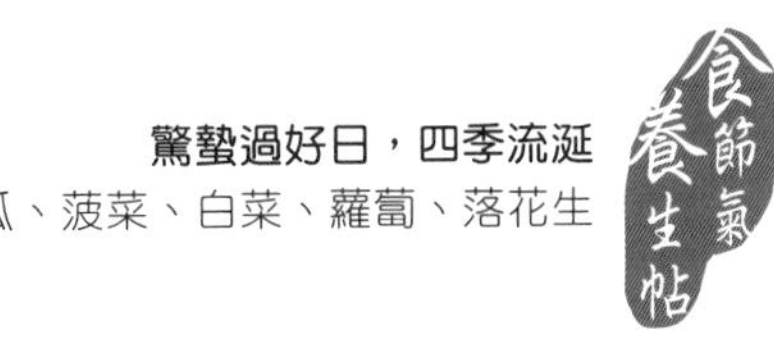

上工治未病，預防外邪入侵

「忽聞天公霹靂聲，禽獸蟲豸倒乾坤。」

自平地一聲春雷起，萬物湧動，農耕忙碌的大幕緩緩展開！

驚蟄三月春，在五行屬木，為了避免外來熱邪之毒侵犯口鼻，導致傷風、感冒、發熱、鼻塞、流鼻涕、支氣管炎等疾病，應做好呼吸道的防護。

上古醫書《黃帝內經．靈樞》記載：「上工治未病，中工治已病，下工治末病」，中醫一般強調防病而非治病，在生病之前先做好預防保養，才是上乘的功夫，可說是預防醫學的先驅。

《黃帝內經》也提出日常起居作息的應對：「春三月，此謂發陳。天地俱生，萬物以榮。夜臥早起，廣步於庭，披髮緩行，以便生志。」早睡早起，經常前往空曠的公園散步緩行，同時讓頭髮自然披散下來，穿著寬鬆舒適的衣物，幫助情志舒展，身心開闊。

保陰潛陽，增強免疫力

驚蟄起，萬物復甦，更是疾病活躍的季節，要留意過往的病症可能復發，順應陽氣的生發，可以選用一些活血養氣的中醫藥材搭配食療溫補。

此外，春季對應著肝經，首重疏泄排毒，人體五臟六腑依隨時節而走，此時可以多食用一些清淡養肝的蔬果，有利於保陰潛陽、助益脾氣，增強自體免疫力。列舉相關食材，彙整如下：

枸杞 性味甘，平，歸肝、腎經，《本草經集注》記載：「補益精氣，強盛陰道。」有助補肝腎，也有明目效用。

韭菜 富含大量維生素和粗纖維，可增進胃腸蠕動、潤腸通便，有助陽氣生髮。

春筍 春天當令的筍可說美味又爽口，富有植物蛋白、纖維質，以及鈣、磷、鐵等人體必需營養和微量元素。筍子料理變化萬千，燉、煮、炒、煨或是涼拌，都是桌上佳餚。

銀耳 味甘，性平，又稱作白木耳，含有蛋白質、脂肪和多達十七種氨基酸、礦物質及肝醣，具有涼血止血，潤肺益胃，益氣補血等功效。

循令食・家の味

◆銀耳鵪鶉湯

食材：

乾銀耳（白木耳）十五克
鵪鶉蛋十五顆
食鹽或冰糖擇一適量

作法：

一、銀耳洗淨、泡水，化開後備用。鵪鶉蛋若帶殼，可先煮熟撥開備用。
二、取鍋燒熱水，放入銀耳、鵪鶉蛋烹煮。
三、起鍋前，依鹹甜喜好適當調味，即成。

◆五味子紅棗冰糖飲

食材：

五味子十克
紅棗十顆
冰糖適量

作法：

一、五味子洗淨，備用。紅棗洗淨，備用。
二、取砂鍋加入適量水，放入五味子和紅棗煨煮半小時。
三、起鍋前，加入適量冰糖，即成。

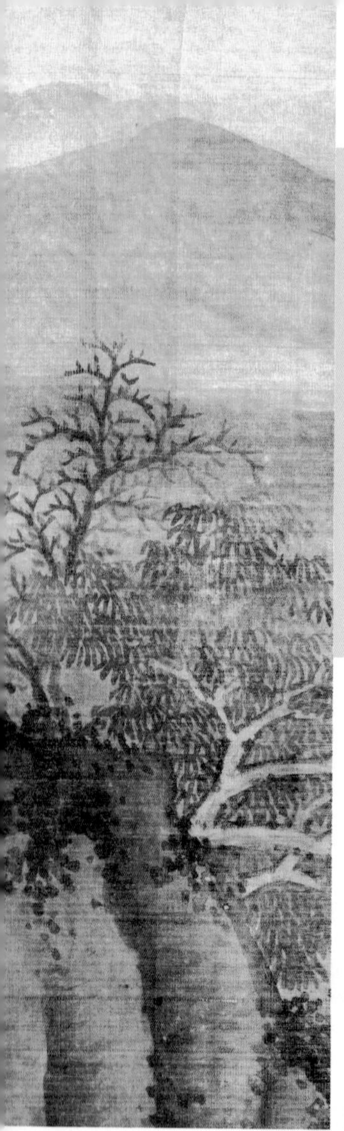

南園春半踏青時，風和聞馬嘶。
青梅如豆柳如眉，日長蝴蝶飛。
花露重，草煙低，人家簾幕垂。
鞦韆慵困解羅衣，畫堂雙燕歸。

——宋・歐陽修
〈阮郎歸・南園春半踏青時〉

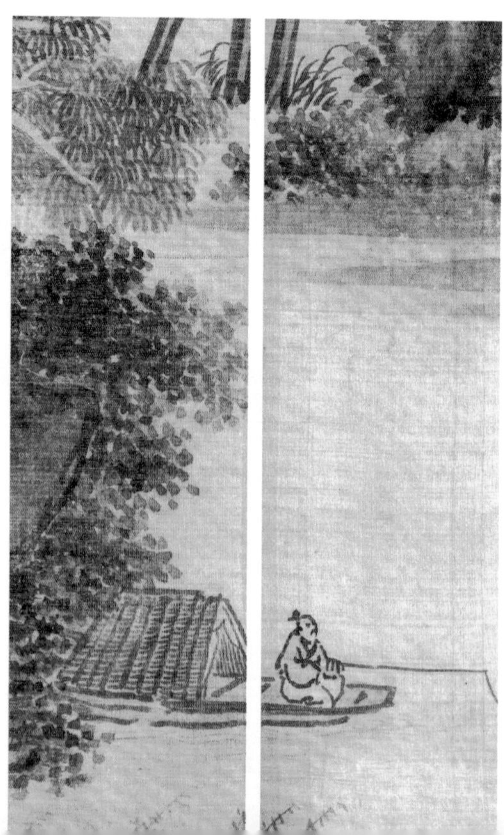

南園春半，日長蝴蝶飛

04

春分

國曆三月二十或二十一日

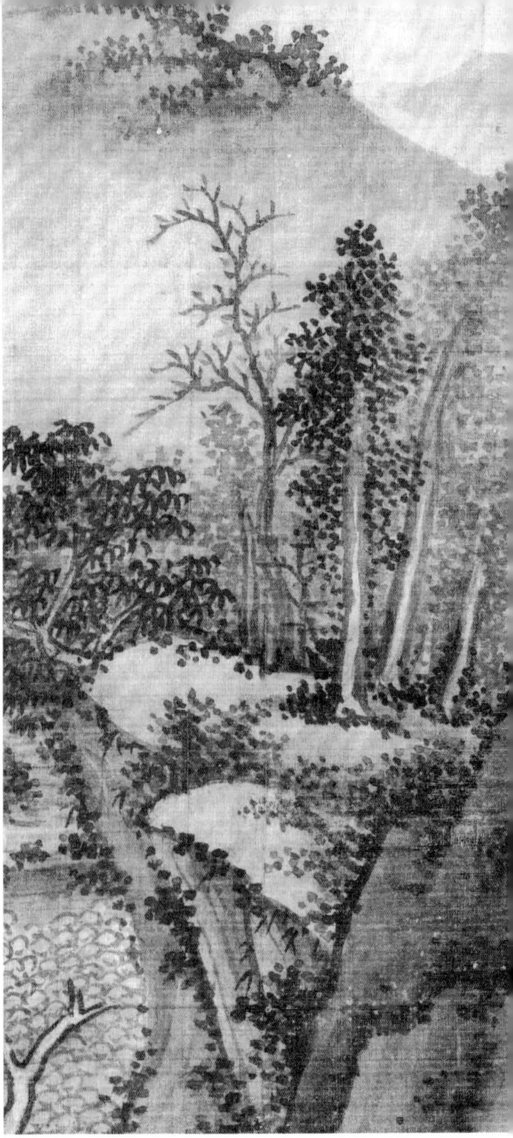

春分風多雨水少，土地解凍起春潮，
稻田平整早翻曬，冬麥返青把水澆。

——二十四節氣農事歌

春分

玄鳥至，
雷乃發聲，始電。

春半寒暑平，從此日夜分

傳統曆書記載：「斗指壬為春分，日行周天，南北兩半球晝夜均分，又適當春之半，故名也。」當時節進入春分，料峭春寒逐漸平復下來，青梅結子如豆，柳葉舒展如眉，日長氣暖，蝴蝶開始翩翩飛舞，大地盡顯蓬勃的生機。

《春秋繁露．陰陽出入上下篇》說到：「春分者，陰陽相半也，故晝夜均而寒暑平。」此時的太陽直射赤道，南北半球受到相同的日照時間，晝夜平分，天氣開始漸漸暖熱，等於宣告春天已經過了一半了。

也是從這天開始，陽光直射點逐漸從赤道往北半球遞移，季候有了明顯轉折點，白天將一日比一日長，夜晚則一日比一日短。因此，古人又稱春分為「春半」、「日夜分」。

春分節氣三候：「一候元鳥至；二候雷乃發聲；三候始電。」指的就是燕子從南方飛來屋簷下築巢，代表喜臨家門，吉祥的預兆。不久，開始響起隆隆雷聲，天空劃過幾道閃電，同時下起雨來，春雨潤物更是上天賜與最好的禮物。

春分有雨是豐年，正是孕育萬物的時節，農人眼看機不可失，於是勤加播種，一如俗語說：「春分麥起身，一刻值千金。」這份辛勞終於迎來一落落的甘藷、蓮藕、苦瓜、花生、韭菜等大豐收。

春祭儀式，祭日也祭孔

古時候有「春祭日」、「秋祭月」的禮制，《禮記・月令》提到：「（仲春）是月也，玄鳥至。至之日，以大牢祠于高禖。天子親往，后妃帥九嬪御。」清代潘榮陛《帝京歲時紀勝》也說：「春分祭日，秋分祭月，乃國之大典，士民不得擅祀。」這裡指的就是春祭。

祭日是非常隆重的儀典，由皇帝率領文武百官主祭，明代有禮三獻，樂七奏，舞八情，行三跪九拜等大禮，清朝更有迎神、奠玉帛、初獻、亞獻、終獻、答福昨、撤饌、送神、送燎等九項儀式。

各地孔廟春祭也選定此日，同樣依循古禮，演釋六佾舞，致敬至聖先師孔子。

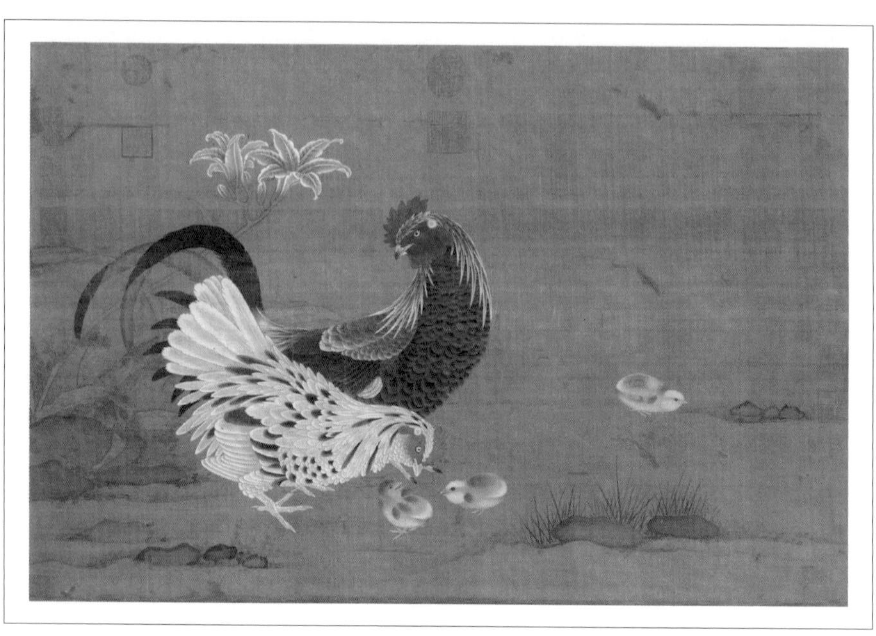

熱血青年節，傳承台灣之光

此外，每年的三月二十九日為青年節，又稱「革命先烈紀念日」，時間約落在春分附近，主要為了紀念黃花崗七十二烈士，這群熱血青年在辛亥年（清宣統三年）的這日勇敢推翻腐敗的滿清政府，義勇捐軀，犧牲個人的生命，因此這天被明定為青年節，也被稱為「春殤」，在全國忠烈祠舉行公祭儀式。

往年大致會在這天選拔「十大傑出青年」，表揚各領域有卓越表現及對社會做出貢獻的青年，這份熱情注入活血，同時彰顯現代青年以各種創意發揚台灣精神，「台灣之光」展現出源源不絕的生命力，古今遙遙相望，可謂一代人餵養一代人。

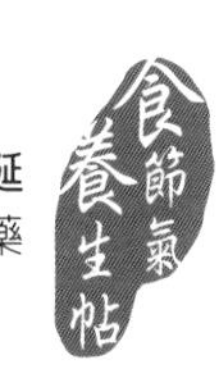

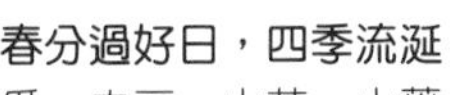

立蛋練心，招好運

「春分到，蛋兒俏！」春分另一個有趣習俗是「豎雞蛋」，也就是俗稱的「立蛋」，由於春分這日陰陽等分，所以相傳是最好立蛋的時機，立起蛋的人，傳說可以招來一整年的好運氣。

在躁動生發的春日美景中，最容易使人毛躁心亂，此時透過立蛋來「練心」，警惕自己平和地處世與待人，保持身心的平衡。

此時也是農夫莊稼勤於農忙的時刻，但這天卻放了個大假，家家戶戶時興吃著一種沒有包餡的糯米湯圓。

一來性溫味甘的糯米，搭配艾葉、紅豆湯、桂圓或紅棗，可頤養陽氣、補虛調血，補充身體熱能；二來可避免田苗被麻雀小鳥啄食殆盡，他們會將多餘的湯圓插上竹籤，放在田地的周圍，用來黏住麻雀的嘴巴，如此一來，就可以歡慶來日的豐收。

桌上佳餚，首重陰陽平衡

三月桐華，桃花粉面，這個季節正是油桐花盛開的美麗日子，全台也颳起了桐花祭，各處達人推薦的秘境景點，無不令人心神嚮往。

台灣的氣溫較為和緩，除了油桐似雪繁花的綻放，此時的桃花也陸續盛開了，到了月底，美味香甜的桃子也陸續上架，顆顆飽滿的果實，香味撲鼻而來，著實讓人垂涎欲滴。

根據中醫學理，桃子味甘酸、性溫，兼具補氣、養陰、生津、潤燥活血的功用，甚至還能解便秘、降血壓，真是一果多用途。春分時節正是鱸魚盛產期，不管是清蒸或酸辣都十分可口鮮美。中醫理論記載，鱸魚味甘、性平，富含豐富蛋白質和膠質，有助傷口癒合與復原，特別是肝腎不足的人，多食用魚湯魚肉可以健脾胃、化痰祛咳、安胎、補五臟。

《素問・至真要大論》：「謹查陰陽所在而調之，以平為期。」春分日起，陽氣要開始升發，生活起居首重陰陽平衡，除了早睡早起、飲食宜清淡，多加補充蔬菜水果，能夠提升身體免疫力，幫助遠離口角炎、口瘡和皮膚等疾病，就讓上面這些養生極品成為桌上佳餚。

◆薑絲鱸魚鮮湯

食材：

鱸魚一條

青蔥、薑絲

鹽、米酒各適量

作法：

一、鱸魚洗淨、切數塊，備用。青蔥洗淨、切成蔥花，備用。老薑洗淨、切成細絲，備用。

二、取鍋放入適量水，煮沸後，放入薑絲和魚塊。滾沸後放上鍋蓋，轉為中火，煨煮五分鐘。

三、掀蓋，放入蔥花。起鍋前，調入適量鹽巴和米酒，即成。

◆紫米三寶粥

食材：

紫米五十克

白米二十克

紅棗十顆

龍眼肉十克

冰糖適量

作法：

一、紫米、白米洗淨，備用。紅棗洗淨，去核切丁，備用。

二、取砂鍋加入適量水，放入紫米、白米，煨煮半小時。

三、待白米熟透後，放入紅棗、龍眼肉，再煮約十分鐘。

四、起鍋前，加入適量冰糖，即成。

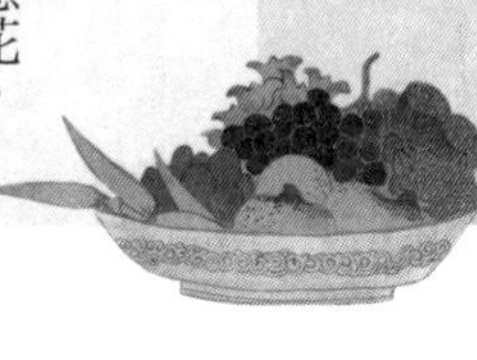

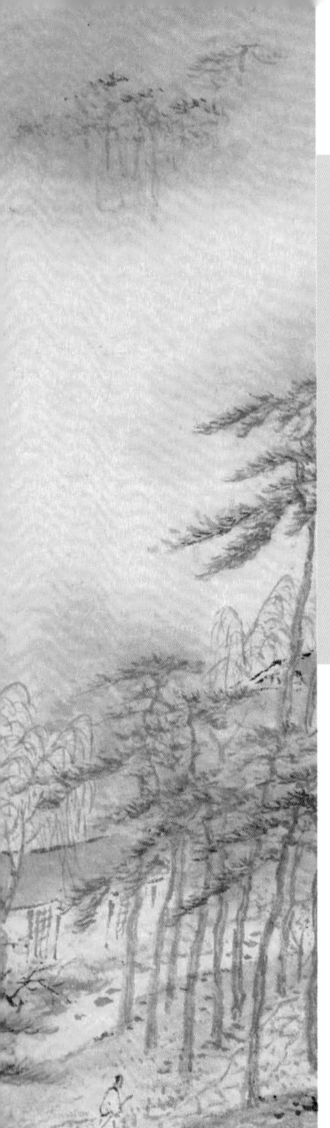

春城無處不飛花，
寒食東風御柳斜。
日暮漢宮傳蠟燭，
輕煙散入五侯家。

——唐・韓翃〈寒食〉

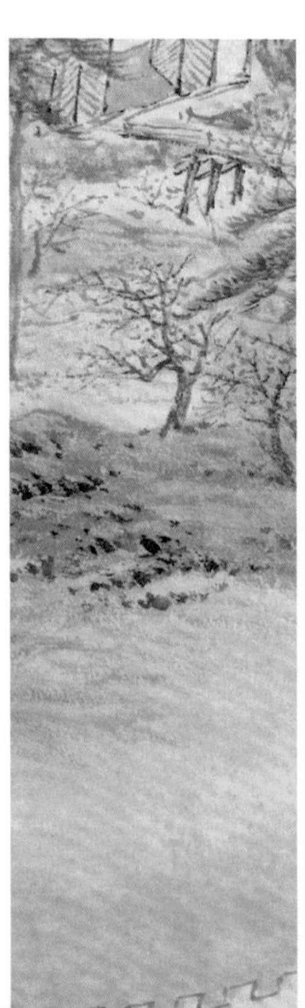

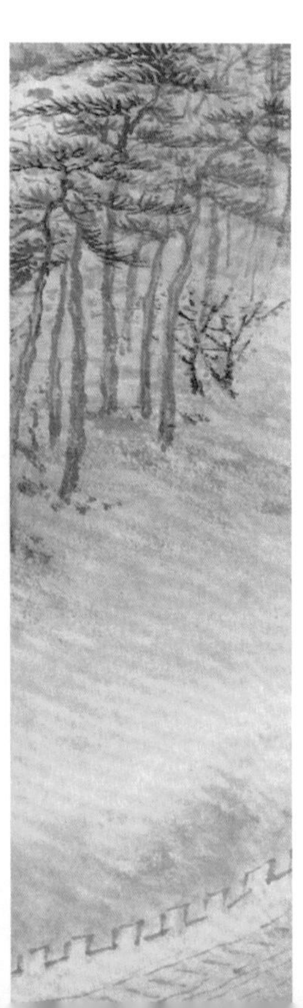

寒食東風，蕭蕭暮雨人歸去

05

清明

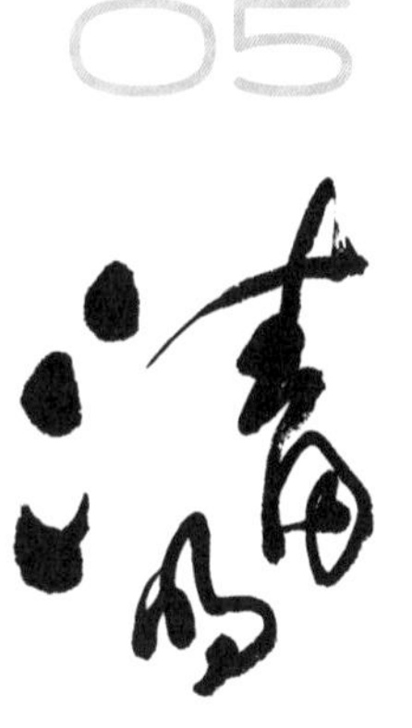

國曆四月四或五日

清明春始草青青，種瓜點豆好時辰，
植樹造林種甜菜，水稻育秧選好種。

——二十四節氣農事歌

說節氣・歲時紀——

清明

桐始華，田鼠化為鴽，虹始見。

日清明風，掃墓祭祖

「清明」二字，最早是用來形容氣象的「日清明風」，也收在《淮南子》的八風之說。

《淮南子・天文訓》記載：「距日冬至四十五日，條風至；條風至四十五日，明庶風至；明庶風至四十五日，清明風至；清明風至四十五日，景風至；景風至四十五日，涼風至；涼風至四十五日，閶闔風至；閶闔風至四十五日，不周風至；不周風至四十五日，廣莫風至。」依時間進展下，區分為八風。

就在「清明風至」的時節，白桐花開始滿山遍野地盛放，田鼠因為烈焰的太陽躲入陰涼的洞穴之中，喜愛陽光的鵪鶉小鳥躍上枝頭，吱吱喳喳地歡鳴，剛剛下過雨的天空，在遠方掛上一道美麗的彩虹，一下子就把「清明時節雨紛紛，路上行人欲斷魂」的畫面勾勒出來了。

《歲時百問》提及：「萬物生長此時，皆清潔而明淨，故謂之清明。」在整個二十四節氣當中，同時身為節氣，又屬於民俗節日的，只有清明和冬至。其中，過年、清明、端午、中秋同列為傳統四大節，顯見文化的重要意涵。

當杜牧這首〈清明〉再度在腦海響起時，也是家庭成員們再次團聚的日子，共同踏上紛紛細雨的祭祖路。從古至今，清明流傳下來許多的節俗，多懷抱一份慎終追遠的心態，包括：掃墓祭祖、禁火冷食、春遊踏青、插柳戴柳、盪鞦韆、拔河、放風箏等等，在在彰顯對於故人的思念、平安豐足的企盼。

寒食蛋雕，斷鷂放災

「春城無處不飛花，寒食東風御柳斜。」寒食節，又稱為禁火節、禁煙節、冷節。古時對於寒食節較為重視，根據描寫北宋都市景觀百科的《東京夢華錄》記載，直到宋代，人們開始在這幾日出城掃墓，加上清明（節氣）緊隨著寒食（習俗），歷史層疊相沿之下，清明節就和掃墓更加密不可分了，節氣也被賦予了更豐富的意涵。《台灣府志》記載：「清明日，人家展謁墳墓；輿步壺漿，絡繹郊原。祭畢，藉草啣杯，遞為酬勸；薄暮乃歸。」並於一九三五年明訂此日為民族掃墓節。

話說，隱遁山林、堅不出仕的介之推，被一把狂火給燒盡，後人為紀念才有「四海同寒食，千古為一人」的推崇活動。然而根據後人考證，寒食節的真正起源，源自古代的鑽木、求新火的俗制，在新火未到的時候，就禁止人們生火，才有寒食的由來，草仔粿、潤餅、棗糕應運而生。

此外，祭祖準備的供品，在祭祀完畢就會由家人們一起團聚共食，當中的雞蛋還會被雕畫出不同的花樣，成了一種別出心裁的民俗技藝。《荊楚歲時記》寫道：「古之豪家，食稱畫卵，今代猶染藍茜雜色，仍加雕鏤，遞相餉遺，或置盤俎。」描繪出此景。

清明也是個踏青的好日子，俗稱「踏青節」，古人會穿上新鞋子踩踏青草，感受風光明媚的輕鬆氣氛，既然來到了戶外，自然就適合舉行放風箏活動，古稱「紙鳶」的風箏，相傳戰爭時以鷂鷹製成紙鳶，風起順風並且迎風飛舞，便可藉此送達給友軍求援，後來的人將災病寫在紙鳶上面，放飛風箏後，再把引線剪掉，象徵所有不愉快的事也會隨風飛散。

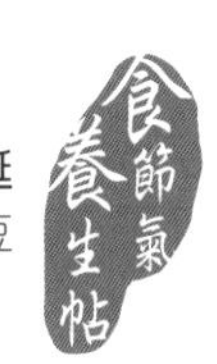

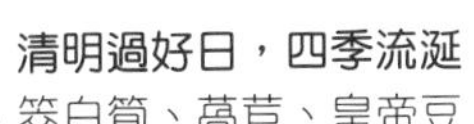

春餅自助餐，清肝明目

俗話說：「女子傷春，男子悲秋。」或是少女懷春的說法，指的就是春天容易使敏感纖細的人多愁善感，這一種情緒上的不安或異狀，需要透過情志上的調整，避免避居在封閉的空間之中，透過春遊踏青，或是放風箏的活動，使心境遼闊舒展。

除此之外，《雜病源流犀燭．諸鬱源流》提及：「諸鬱，藏氣病也。其原本於思慮過深，更兼藏氣弱，故六鬱之病生焉。」也可能是因為氣鬱內虛、肝血不足導致的情緒失常，因此春分時節更要注重養肝調血。

春天也是筍子盛產的季節，筍鮮味美，

清炒或煲湯都是人間美味，然而竹筍性味甘涼，吃多容易滑利耗氣。

《本草從新》記載：「虛人食筍，多致疾也。」身體陰虛或有隱疾的人，不宜再吃筍或「發」物，建議改為吃柔肝養肺的清淡食材，藉由麵粉做成的薄潤餅皮，夾上炒熟放涼的各色蔬菜（豆菜、韭菜、煎蛋絲、肉絲），最後撒上花生粉或白糖粉，再捲成圓筒狀，就像是頓豐盛美味的自助餐。

若能另外搭配花草茶，舉凡枸杞、菊花、玫瑰等一起入茶湯飲用，有助清肝明目，舒肝理氣。

春日養肝，降火解燥

春暖花開的季節，也是花粉過敏症候群的好發時間，五官病（眼耳鼻喉口齒唇舌）容易併生相關症狀，像是鼻塞、流鼻涕、打噴嚏、鼻竇炎、結膜炎、喉炎、氣喘、皮疹等，此時節需要留意呼吸道的防護，外出可佩戴口罩，減少前往擁擠的公共場所。

《黃帝內經》記載：「春養肝，夏養心，秋養肺，冬養腎。」春天養肝就從飲食著手，「東方青色，入通於肝」食材的選擇上，就以草木萌芽復甦的青綠色為主，舉凡此時節的節令菜：高麗菜、花椰菜、綠豆芽、菠菜、萵苣、皇帝豆等，有助降肝火、解燥熱，更有助益於青春的滋養。

循令食・家の味

◆絲瓜香蜜花露飲

食材：

絲瓜花十五克

蜂蜜八克

作法：

一、絲瓜花洗淨，備用。

二、取茶杯，放入絲瓜花，沖入開水。

三、靜置數分鐘，倒入蜂蜜拌勻。

四、濾掉花瓣，溫熱飲用。

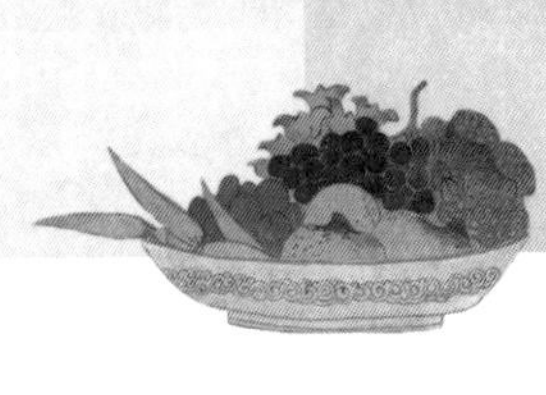

◆冰糖銀耳茶

食材：

銀耳十五克

茶葉三克

冰糖適量

作法：

一、銀耳泡軟，備用。

二、茶葉經熱水沖泡，留茶湯。

三、取鍋加適量水，放入銀耳燉熟後，再倒入茶湯，續煮兩分鐘。

四、拌勻後，加入冰糖調味，即成。

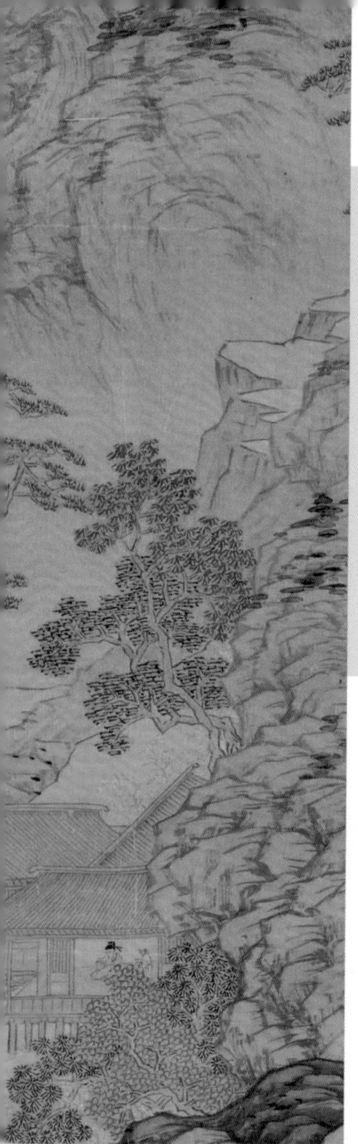

不風不雨正晴和，翠竹亭亭好節柯。
最愛晚涼佳客至，一壺新茗泡松蘿。
幾枝新葉蕭蕭竹，數筆橫皴淡淡山。
正好清明連穀雨，一杯香茗坐其間。

——清・鄭板橋〈七言詩〉

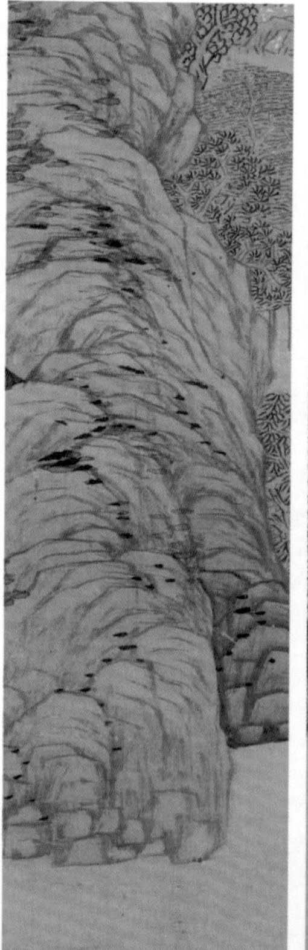

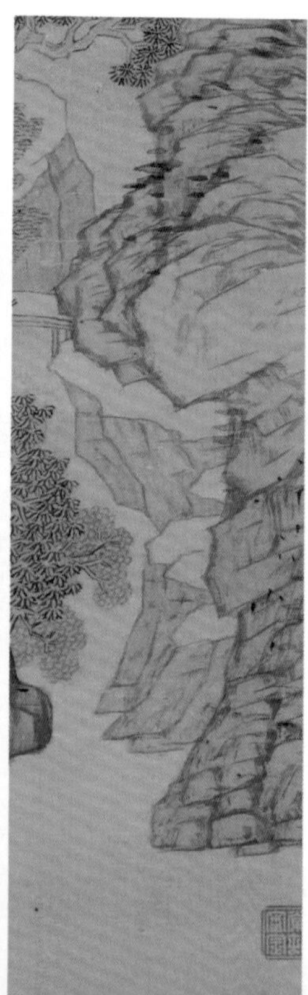

亭亭翠竹，品茶聽雨樂平生

06

穀雨

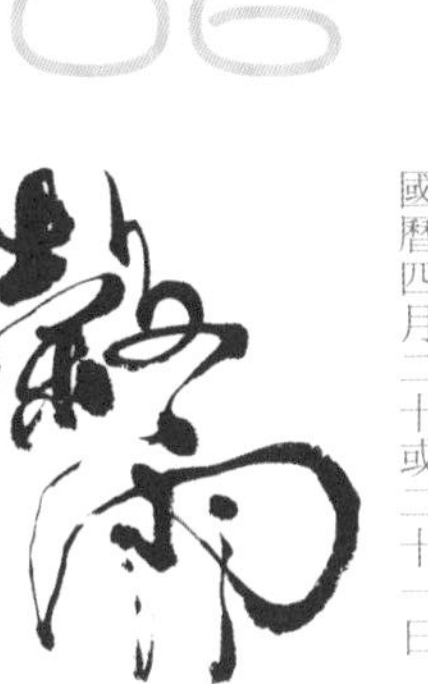

國曆四月二十或二十一日

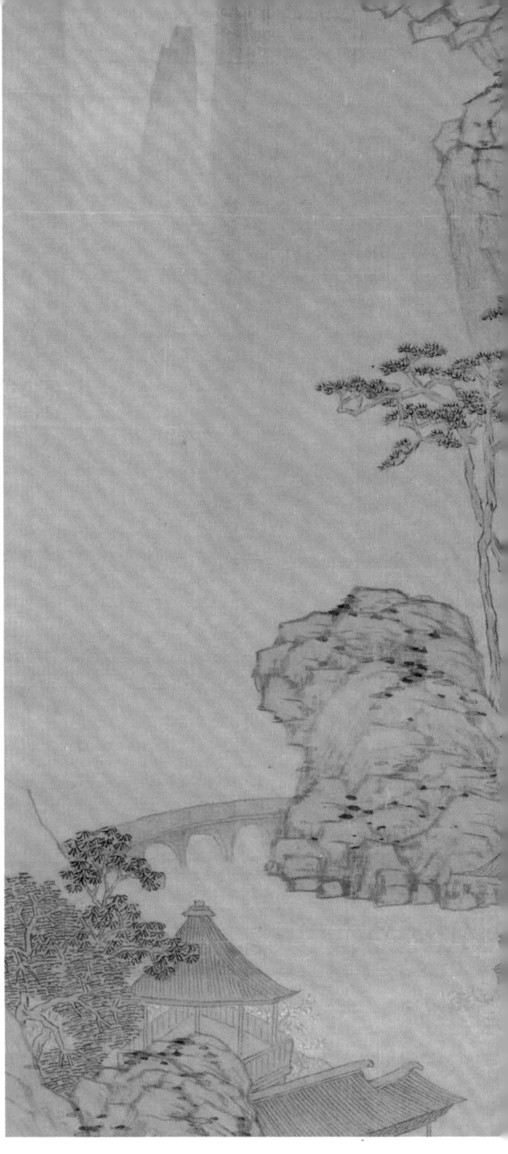

穀雨雪斷霜未斷，雜糧播種莫遲延，
家燕歸來淌頭水，苗圃枝接耕果園。
——二十四節氣農事歌

穀雨

萍始生，鳴鳩拂其羽，戴勝降於桑。

雨生應百穀，倉頡造字之功？

穀雨作為春天的最後一個節氣，俗諺是這麼說的：「清明斷雪，穀雨斷霜」，意思就是從這個節氣開始，霜雪終於徹底遠離了。

杜甫詩寫到：「蜀天常夜雨，江檻已朝晴。」正是形容這種夜雨晝晴的風情。自此開始，豐沛的雨水使得浮萍大量繁衍，依隨河水漂浮而生，成為獨特景觀，鳴叫的斑鳩（一說為布穀鳥）似乎在催促著人們切莫怠惰，趁著春光明媚的日子，辛勤工作，才能收得百穀綿延。桑樹和麻樹上頭，也開始見到戴勝鳥，自然景緻在在提醒人們，時至暮春了。

穀雨也被附會了許多傳說，一說據《淮

南子》記載，倉頡造字有功，皇帝頒佈詔令當天下起大雨，落下無數的穀米。另一說，則是名曰穀雨的青年，大水中拯救一株牡丹花，後來牡丹仙子特來報恩，穀雨卻被奸人所害，命殞的那天，大雨滂沱，綻放的牡丹彷彿在為他弔唁，成為一則淒美浪漫的愛情故事，民間至今流傳著：「穀雨過三天，園裡看牡丹」，此時正是牡丹花卉的盛期。

日出穀雨茶，畫五毒驅毒蟲

《月令七十二候集解》中寫道：「三月中，自雨水後，土膏脈動，今又雨其谷於水也。雨讀作去聲，如雨我公田之雨。蓋谷以此時播種，自上而下也。」穀雨作為播種天，此時也是春茶的收成期。

因應冬蟄毒蟲的復甦，民間祈求農作物豐收，闔家老少平安，因此也會張貼「穀雨畫」，《青齊風俗記》提及：「穀雨日畫五毒符，圖蠍子、蜈蚣、蛇虺、蜂、蜮之狀，各畫一針刺，宣布家戶貼之，以禳蟲毒。」或以五色彩圖剪五毒型態，貼在門楣，藉此驅走毒蟲災厄。

古代詩人特愛穀雨，不只是飄雨的美景令人流連，雨聲品茗也是一大特點。「清茶素琴詩自成，品茶聽雨樂平生；滾滾紅塵多少事，都付南柯無跡尋。」一縷縷的輕煙在山谷間飛盪，一縷縷的茶香也在杯中縈繞，增添生活的閒適與情趣。

清明之前的採摘茶，稱為「明煎茶」，

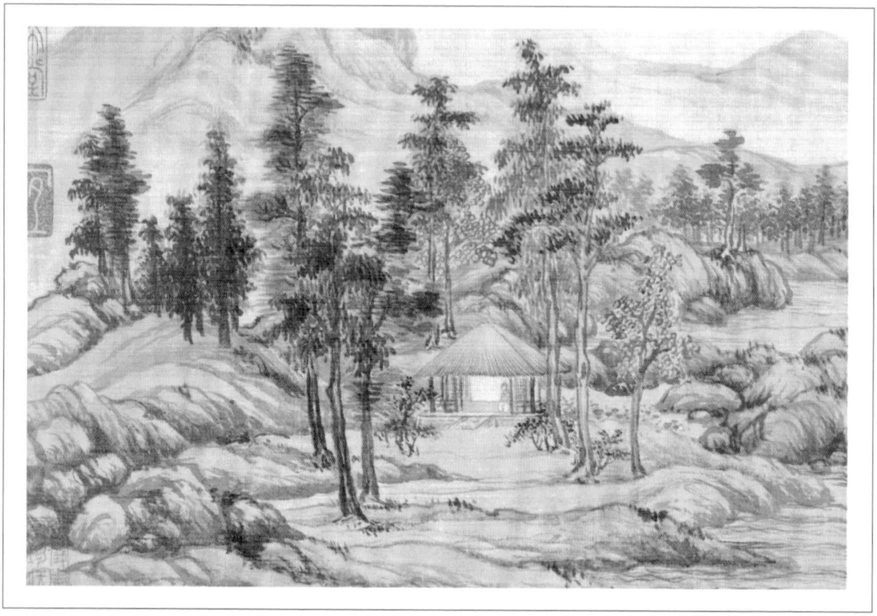

芽葉細嫩，茶味醇和；清明後、穀雨前的採摘茶，則稱「雨煎茶」，天清地明的茶葉水分飽滿，茶湯鮮濃；穀雨到立夏間的採摘茶，就稱作「穀雨茶」，又叫「二春茶」，此期的芽葉肥碩，茶香餘味悠長。

沏上一壺穀雨茶，令滿室充塞著幽幽茶香，坐臥悠閒，細細品啜，感受煙雨好春光。

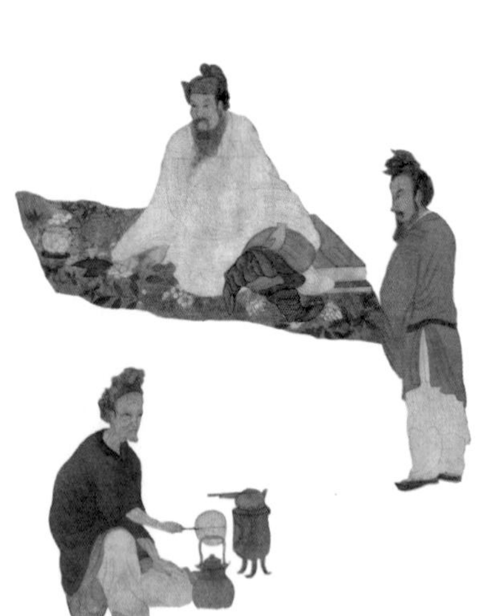

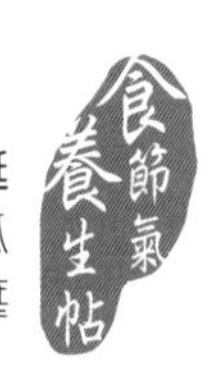

穀雨過好日，四季流涎

香椿、馬齒莧、胡瓜、大蔥、韭菜、菜瓜

菜豆、西瓜、草莓、桑葚

穀雨陰沉沉，首重祛濕疏暢

曆書提到：「斗指癸為穀雨，言雨生百穀也。時必雨下降，百穀滋長之意，蓋本於此。」穀雨起，降雨增多，空間濕氣滯重，處於春夏之交的氣候，容易受到濕邪入侵，呼吸道過敏、脾胃毛病、筋骨、神經痛、失眠等疾，應運而生。

俗諺指出：「穀雨陰沉沉，立夏雨淋淋。」綿綿濕雨一方面為農作物帶來滋養而豐收，像是春茶、梅果、牡丹、香椿等，另一方面卻也使得情志受到影響，心頭彷彿烏雲滿布，中醫學理說：「濕邪是萬病之源。」特別是在春夏轉變之際，早晚溫差漸大，此時，保持內外平衡就顯得相當重要。

《素問・保命全角論》說道：「人以天地之氣生，四時之法成。」春天肝木旺盛，穀雨期間脾臟暢旺，依順四時養生的原則，飲食上首重脾胃祛濕，一來清熱解毒，二來健脾理氣，三來祛濕舒筋。以下列舉相關食材，彙整如下：

香椿 農曆三月三，正是香椿芽上市的節令菜，又稱作「樹上蔬菜」，俗諺說：「三月八，吃椿芽。」《本草綱目》記載：「香椿可以祛風解毒，椿葉可生髮，樗根疸。祛蛔蟲。」《唐本草》也寫到：「葉煮水，可以一洗瘡、疥、疽」，可說藥食兼用，具有健胃理氣、止瀉消炎等效用。

黃豆芽 味甘、性涼，入脾、大腸經，具有多種維生素，可預防心血管硬化、調節膽固醇，具有清熱明目、補氣養血等功效。

馬齒莧 甘、酸、涼，歸肝、大腸、膀胱經，又名長命草、五行草，《新修本草》記載：「主諸腫瘤疣目，搗揩之；飲汁主反胃，諸淋，金瘡血流；用汁洗唇，面瘡。」主治清熱解毒、涼血止痢、利尿除濕、帶下癰腫惡瘡等症。

桑葚 性寒、味甘、酸，歸心、肝、腎經，又名桑果、桑棗，汁濃似蜜，香甜可口，營養價值極高，可食用亦可入藥，可預防血管硬化、皮膚老化，具有滋陰養血、生津潤燥、補肝益腎、緩解眼睛疲勞，提升免疫力等功用。

循令食・家の味

◆薑絲椒芽湯

食材：

紅椒一顆
黃豆芽五十克
薑絲、麻油
白醋、食鹽
太白粉各適量

作法：

一、黃豆芽洗淨、紅椒切成小塊，備用。

二、油鍋預熱，黃豆芽入鍋煸炒，倒入白醋炒至八分熟，起鍋，備用。

三、取鍋加水和雞湯，放入薑絲，待煮沸後加入紅椒，再放入炒好的黃豆芽、適量調味料，燉煮三分鐘。最後，調入太白粉勾芡，淋上麻油，即成。

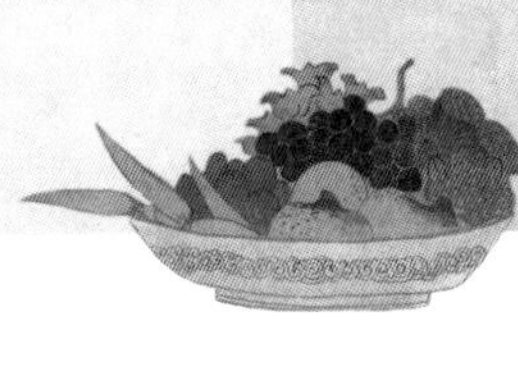

◆韭陽鹹粥

食材：

韭菜三十克
粳米五十克
鹽適量

作法：

一、韭菜洗淨、切段，備用。粳米洗淨，備用。

二、取陶鍋，加入適量水，放入粳米和韭菜一同熬煮。

三、待熟爛後，調味即成。

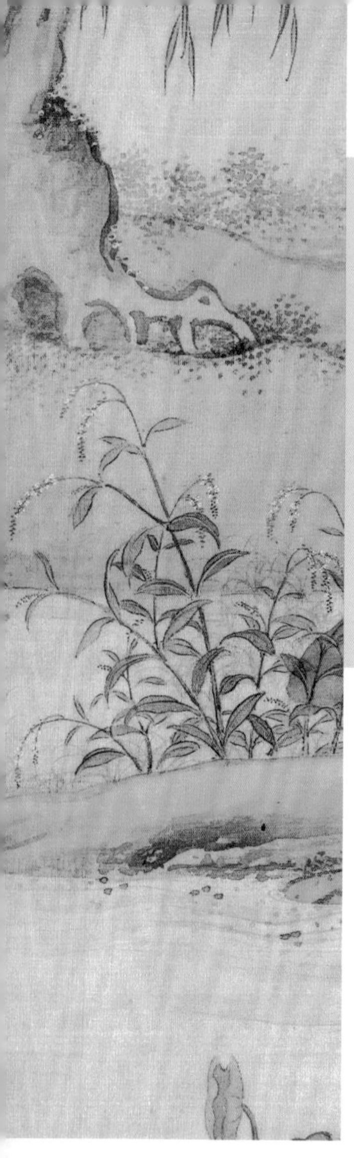

山光忽西落，池月漸東上。
散發乘夕涼，開軒臥閒敞。
荷風送香氣，竹露滴清響。
欲取鳴琴彈，恨無知音賞。
感此懷故人，中宵勞夢想。

——唐・孟浩然〈夏日南亭懷辛大〉

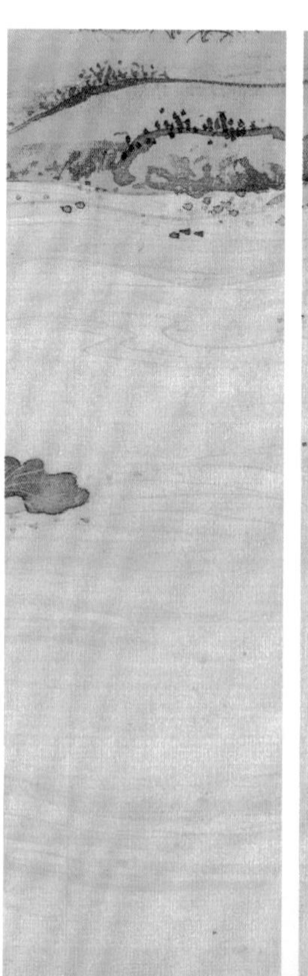

稻荷送香，一夜薰風帶暑來

07

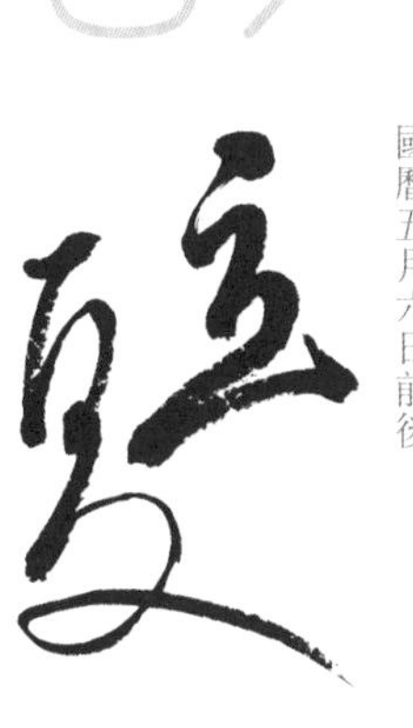

立夏

國曆五月六日前後

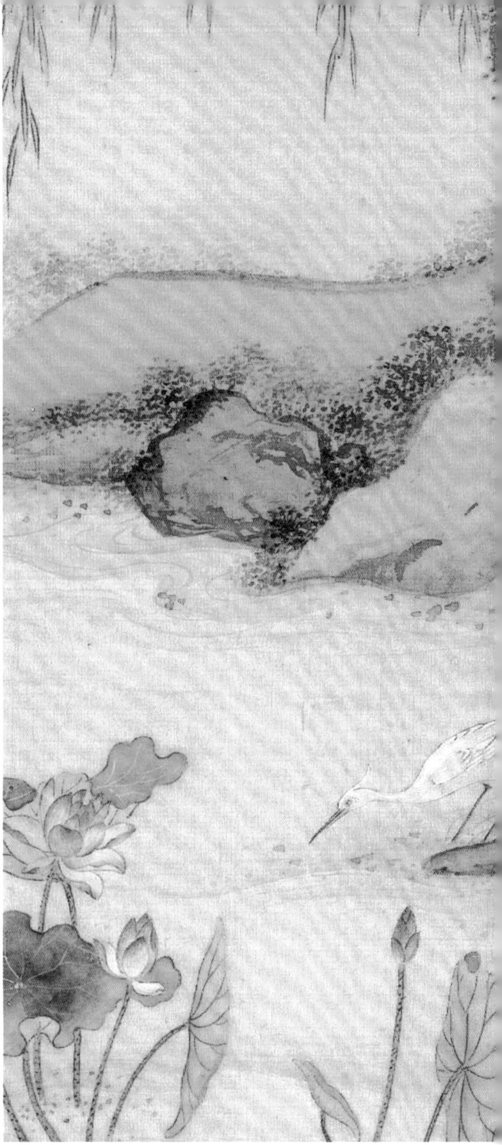

立夏麥苗節節高，平田整地栽稻苗，
中耕除草把墒保，溫棚防風要管好。

——二十四節氣農事歌

說節氣・歲時紀——

立夏

螻蟈鳴，蚯蚓出，
王瓜生。

荷風吹暖，魔夏食蝦祭鬼神

曆書記載：「斗指東南，維為立夏，萬物至此皆長大，故名立夏。」此時正式告別春天，迎接夏日的到來，濕熱多雨的季候，萬物繁茂生長。

《禮記・月令篇》針對物候則指出：「螻蟈鳴，蚯蚓出，王瓜生，苦菜秀。」炎暑將臨，溫度也日漸升高，晝伏夜出的青蛙開始聒噪地鳴叫，蠢蠢欲動的蚯蚓們也開始群起出土，順道幫農夫翻鬆了耕地，王瓜的藤蔓快速攀爬成長，最後結成殷紅色的果實，枝葉茂密的苦菜也成了當令菜。

太陽西下，遠遠望去的稻浪成海，從竹葉上滴落下來的露水，發出清脆的響聲，一陣陣的晚風吹來，也帶來了荷花的撲鼻香氣，「荷葉羅裙一色裁，芙蓉向臉兩邊開。」清新粉嫩的色彩，成了一幅美好的夏夜風情畫。

古時迎接立夏，皇帝會率領文武百官舉行恭迎大典，王國璠《臺北市歲時紀》收錄記載：「人家設白筍、鹹鴨蛋、芥菜等供神享先……」，或是以蝦煎麵，敬天祭鬼神，完成之後親友們共食祭品，取其「食蝦」、「食夏」的諧音，這個禮俗又稱為「魘夏」。

溫馨五月，浴佛與王船祭同登場

每年國曆五月的第二個禮拜日，正是溫馨的母親節，粉紅色康乃馨作為母親的象徵，母親節發起人安娜·賈維斯（Anna Jarvis）曾說：「康乃馨不會垂下花瓣，而是從花心緊緊擁抱它們直到死去，就像母親把孩子摟進心坎裡一樣，她們的母愛永遠不會死去」，源自這份虔誠感恩的信念。

農曆四月初八也是佛教「浴佛」盛事，相傳為了紀念佛陀的誕生，都會舉行盛大的法會，又被稱作浴佛節，透過簡單卻莊重的儀式，「外沐佛身，內淨自心。」香湯浴佛，又稱浴佛會、龍華會。

另外，每年農曆四月中旬前後，道教也有盛大的建醮大典，又稱作醮、打醮。「醮」原意為僧道設壇祈神求福，後來融合了佛、道、儒三家的精神，民間信眾為了酬謝天神、地祇、三界的諸神，

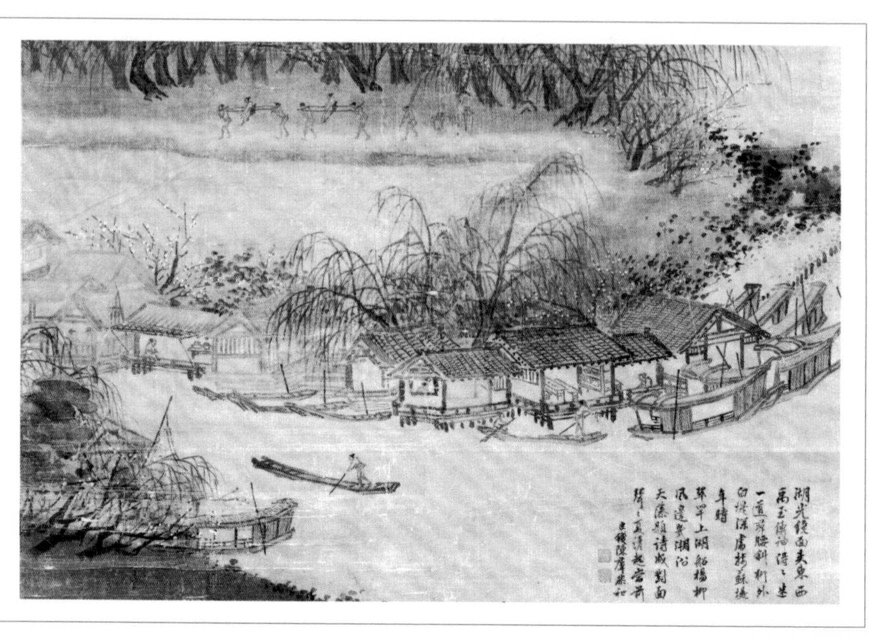

平時庇祐百姓的儀式，種類上又可細分為清醮、慶成醮、瘟醮（王醮）、水醮或火醮等。

台灣的送王船活動，在此期間有「基隆王船祭典」、「台南西港燒王船」，信眾做「王醮」來祭拜俗稱王爺的瘟疫神，儀典的最高潮，來自吉辰一到，王船開水路直通外海，在沈香粉和金紙的助燃下，燃起熊熊火光劃破黑暗大地。燒王船原意是要送瘟出境，後來則延伸為消災解厄、祈安降福的儀式。

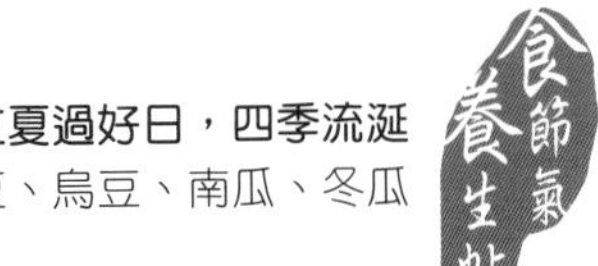

立夏過好日，四季流涎

紅豆、秋葵、芥菜、白豆、烏豆、南瓜、冬瓜

無厭於日，夜臥早起

立春、立夏、立秋、立冬，合稱「四立」，是二十四節氣中最重要的四個節氣。一般說來，中醫提及的順時養生法，強調「春生、夏長、秋收、冬藏」。立夏，就是萬物生長的旺季。

《黃帝內經・素問》進一步指出：「夏三月，此謂蕃秀，天地氣交，萬物華實，夜臥早起，無厭於日，使志無怒，使華英成秀，使氣得泄，若所愛在外，此夏氣之應養長之道也。」三大主要養護重點：早起；適當運動、出汗、曬太陽；管好心志、不隨意發怒。

《黃帝內經》補充說明若是違反上述的養生之道：「逆之則傷心，秋為痎瘧，奉收者少，冬至重病」，很多身體毛病就是這樣染患上身，不可不慎。

秋冬疾病，夏天就開始預防，順應身體的規律，養陽補能，等到天氣變涼了，自然就能避免生病。

立夏護心，解熱入靜

立夏時節由於氣溫不斷上升，暑易傷氣，濕邪黏滯，自然而然就容易發生煩躁上火的情況，可能引發陽邪，導致多汗、心煩、倦睏、風濕、脘腹脹滿、食慾不振等症狀。此時，可藉由蓮子、苦瓜、甘草、芥菜、紅豆等，透過當令飲食可幫助緩解暑氣和燥熱，同時祛除心火，達到養心入靜、清熱利水的成效。

宋代著名養生學家蒲虔貫著有《保生要錄》，書中提及：「坐不欲至倦，行不欲至勞，頻行不已，然宜稍緩，即是小勞之術也。」

這裡指的「小勞之術」無不提醒人們，養生好比水流，流動的人自然能夠清澈無污，無法流動的水，就會阻滯發臭。因此，長期習慣維持固定姿勢的人，像是學生坐著學習、閱讀，上班族久坐辦公、打電腦等，都讓身體僵住了，其實都不利於健康，所以不要安於「靜止」。日漸炎熱的夏天，風暖晝長，不要長時間關在冷氣房中，可以讓自己適時的「小勞」、「小汗」，除了工作勞務之外，透過運動舒展、對弈等娛樂，才是消夏避暑、身心安適之道。

循令食・家の味

◆清炒豆芽鮮白菜

食材：

豆芽一百克

小白菜一百五十克

鹽、香油各適量

作法：

一、小白菜洗淨、切段，備用。

二、起鍋爆炒大白菜和豆芽。

三、待熟透後，調入鹽、香油，即成。

◆綠豆西谷米

食材：

綠豆六十克

西谷米（西米露）三十克

冰糖適量

作法：

一、綠豆先洗淨，浸泡約二十分鐘後，瀝乾備用。

二、取陶鍋加適量水，放入綠豆燉煮。

三、待綠豆脫殼後撈起，最後放入西谷米。

四、待熟透後，調味即成。

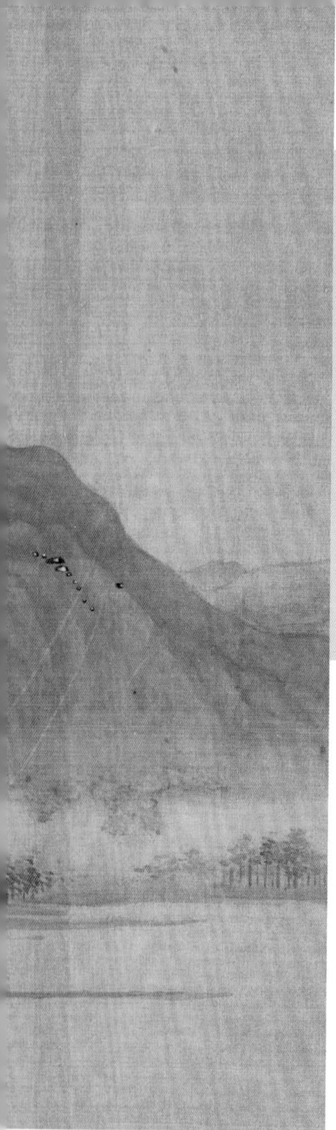

步屧隨兒輩，臨池得憑欄。
久陰東虹斷，小滿北風寒。
點水荷三疊，依牆竹數竿。
乍晴何所喜，雲際遠山攢。

——宋・王之道〈遣興〉

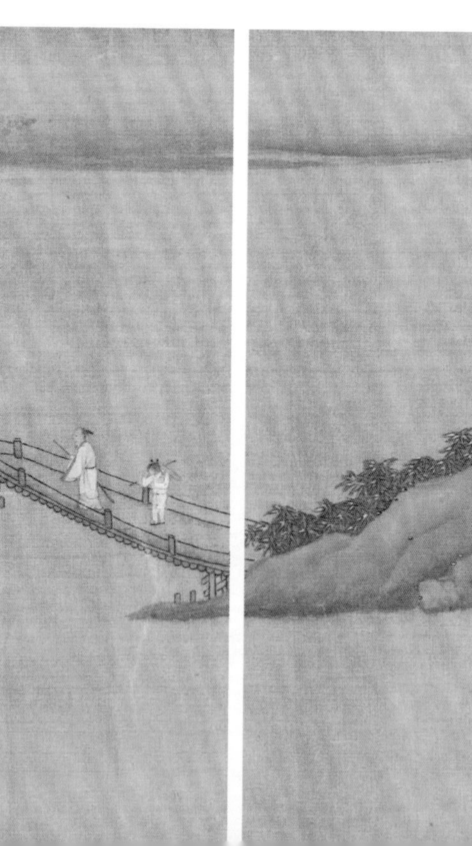

夜鶯綠柳，點水荷三疊

08

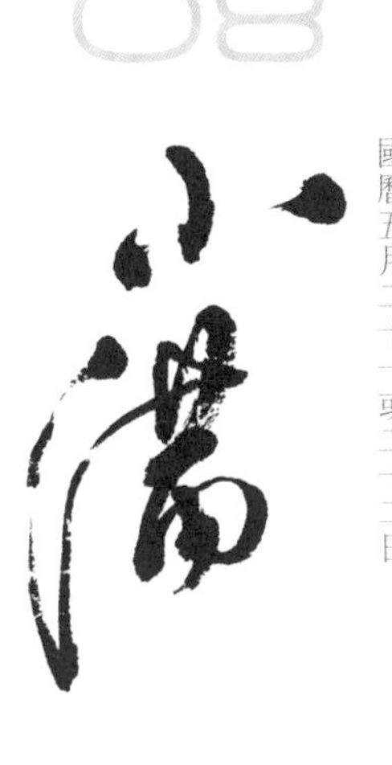

小滿

國曆五月二十一或二十二日

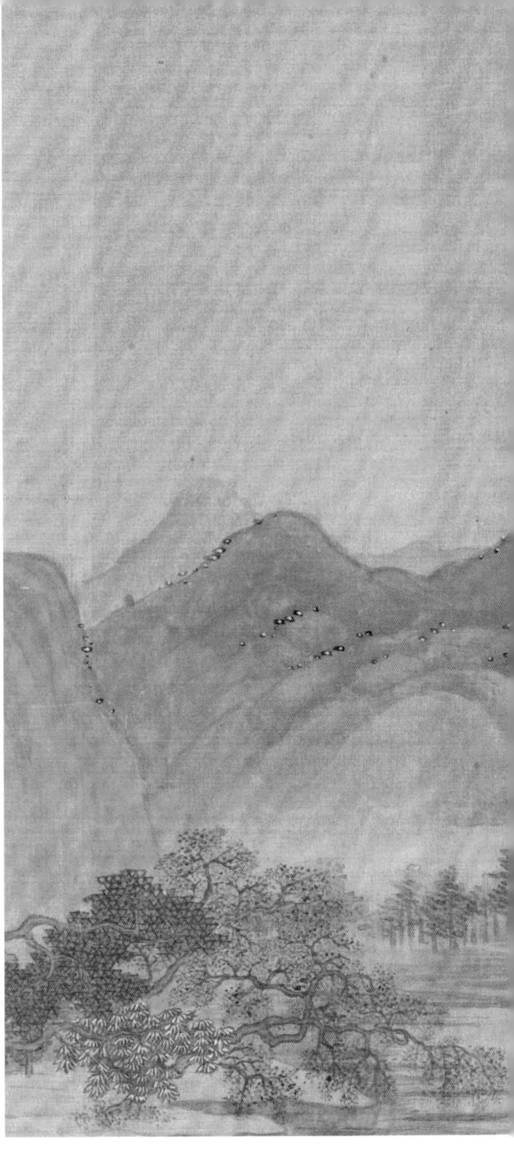

小滿溫和春意濃，防治蚜蟲麥稈蠅，
稻田追肥促分櫱，抓絨剪毛防冷風。

——二十四節氣農事歌

説節氣・歲時紀——

小滿

苦菜秀，靡草死，麥秋至。

小滿麥滿仁，柳樹透新綠

曆書：「斗指甲為小滿，萬物長於此少得盈滿，麥至此方小滿而未全熟，故名也。」《群芳譜》也提到：「小滿，物長至此，皆盈滿地。」

夏日熟成的作物已經結果飽滿，但尚未完全成熟，而有「小滿」之稱，沒有青黃不接的惆悵，也少了毫不掩飾的過分張揚。

《論語・雍也》寫到：「中庸之為德也，其至矣乎。」大凡都說過猶不及，欲速則不達，且物極必反的原理，小小的飽滿，反而傳達出中庸之道的理想境界。同時，呼應了二十四節氣所隱含天人合一、順應四時，一切物我和諧的基礎。

此時的台灣農村也是水稻栽插的季節，枝葉繁茂的苦菜已經可以採食，一些長在陰冷潮濕的植物，受不到夏日朝陽而紛紛枯死。

農諺提到：「小滿麥滿仁」，表示這時候的麥子結穗纍纍，正是麥熟豐收的時節，夏風輕輕掠過，柳樹透著新綠，夜鶯在枝頭嬉鬧啼叫，池塘邊的荷葉層層疊疊，團團露珠在陽光下閃閃發光，呈現一幅悠閒的夏日風情。

祭蠶祭車神，藥王慶誕辰

相傳小滿這天要祭拜蠶神，古時候養蠶紡成絲綢可以養家維生，為了祈求好豐年，民眾會前往「蠶娘廟」獻上供品。

沈雲所作《盛湖竹枝詞》記載：「先蠶廟裡劇登場，男釋耕耘女罷桑。只為今朝逢小滿，萬人空巷鬥新妝。」清代蘇州人顧祿的《清嘉錄》也提及：「小滿乍來，蠶婦煮繭，治車繅絲，晝夜操作。」以上都記錄了蠶神的祭祀習俗。

小滿另有「動三車」的說法，一說為「牛車、水車、紡車」，一說為「絲車、油車、水車」，祭拜車神就是祈求農事引水灌溉順利，人民豐足。

此外，據傳農曆四月二十八日為藥王誕辰，不同時代和地區信奉的藥王各有不同，但萬變不離其宗，其中就包括伏羲、神農、黃帝、孫思邈、華陀、李時珍等，其中伏羲、神農、黃帝被尊為「藥皇」。

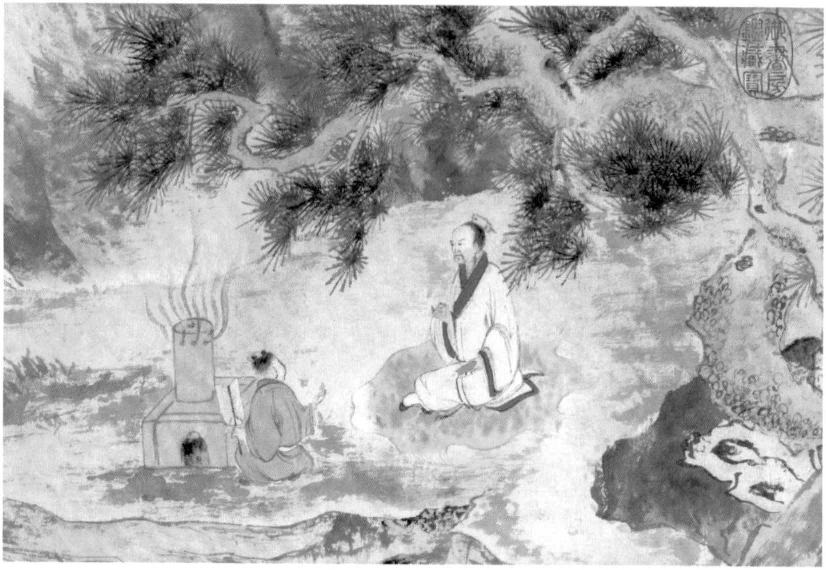

唐代醫學家孫思邈，著有《千金要方》、《千金翼方》等醫書，據說這天也是他的生日，因為醫術高明也被後人神化為藥王、醫神，人們依循舊俗祭拜，祈求闔家平安，無病安康。

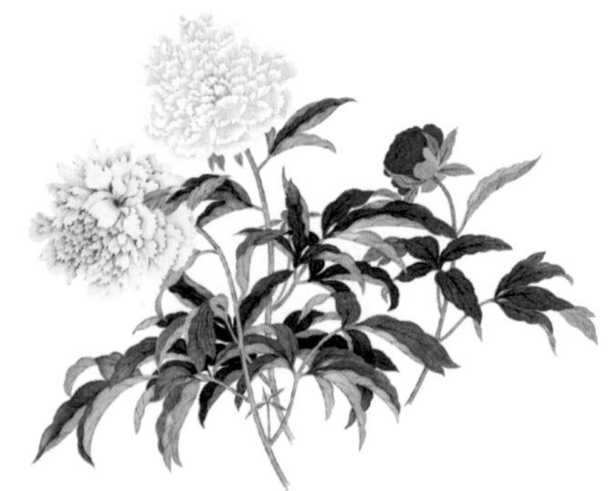

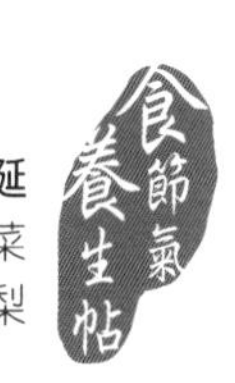

小滿過好日，四季流涎

茄子、豌豆、甘藷、土白菜、甕菜

越瓜、豌豆、鳳梨

小滿多吃苦，防熱去濕

《月令七十二候集解》記載：「四月中，物至於此小得盈滿。」小滿是一種物候變化的節氣，五月下旬也是初夏的季候，台灣各地開始感受到陽光的威力，炎熱之外也多雨，天暑下逼，地濕上蒸，身體就會受到「暑多挾濕」的影響，而出現倦乏、胸悶、食慾不振、舌苔白膩（痰濕）、中暑、風濕等病症。

中醫內科名著《症因脈治．痰證論》指出：「濕痰之症，身或熱或不熱，體重足痠，嘔而不渴，胸膈滿，時吐痰，身體軟倦，此內傷濕痰證也。濕痰之因，中氣不足，胃陽不能消化，脾陽不能施布，則水穀停留為痰為飲，而濕痰之症成矣。」

痰濕容易招惹暑邪，剛好小滿盛產苦菜，滋味苦中帶澀、澀中帶甜，具有清熱解毒，破瘀活血的功效，中醫亦認為夏天適宜養心，心則喜涼，因此預防痰濕之病，可以多食帶有苦味或涼性的當令蔬食，舉凡：苦瓜、苦菜、苦筍、黃瓜、櫻桃等。

六氣和諧，遠離風邪

中醫「六邪致病」為：風、寒、暑、濕、燥、熱；依隨季候變化，相對於大自然的六氣：陰、陽、風、雨、晦、明，若是過熱或太冷，就會對人體產生不良的影響，六邪由外而內通過體表形成疾病，因而有「外感六淫」的說法。

《金匱要略．中風》提及：「寸口脈遲而緩，遲則為寒，緩則為虛；榮緩則為亡血，衛緩則為中風……心氣不足，邪氣入中，則胸滿而氣短。」

當脈象跳動得極為緩慢，代表病人失血、氣虛，得了風邪之症；當風邪外感進到皮膚，就會引發紅疹、發癢難耐；要是邪氣進到了內臟，那麼肺部的呼吸就會受到影響，胸悶而氣短，欲振乏力，日常生活上自然也會相當得難受啊！

因此，唯有身體中的六氣和諧，情志不再感到煩躁不安，透過飲食調養以清火解暑，同時培養怡情養性的活動，慢步行走、有氧運動、太極瑜珈等，都能好好迎接這個「夜鶯啼綠柳，皓月醒長空」的初夏。

循令食・家の味

◆素炒豌豆苗

食材：

豌豆苗三百克

油、砂糖

高湯、鹽各適量

作法：

一、豌豆苗洗淨、瀝乾，切段備用。

二、熱鍋熱油，豌豆苗下鍋翻炒。

三、加入高湯、砂糖、鹽等調味，拌勻後起鍋。

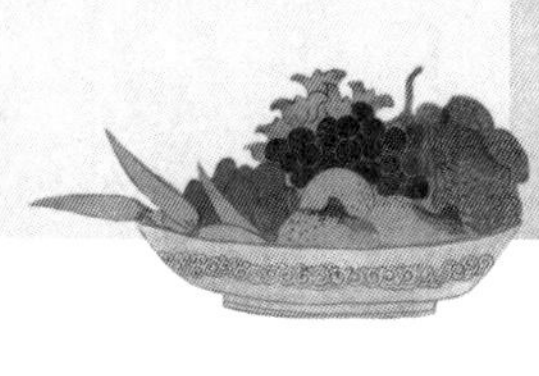

◆冰糖百合蓮子飲

食材：

蓮子五十克

百合四十克

白木耳二十克

紅棗十五克

冰糖適量

作法：

一、蓮子、百合、白木耳洗淨，泡發備用。

二、紅棗洗淨劃十字，加入適量清水熬燉。

三、最後調入適量椰汁或冰糖即成。

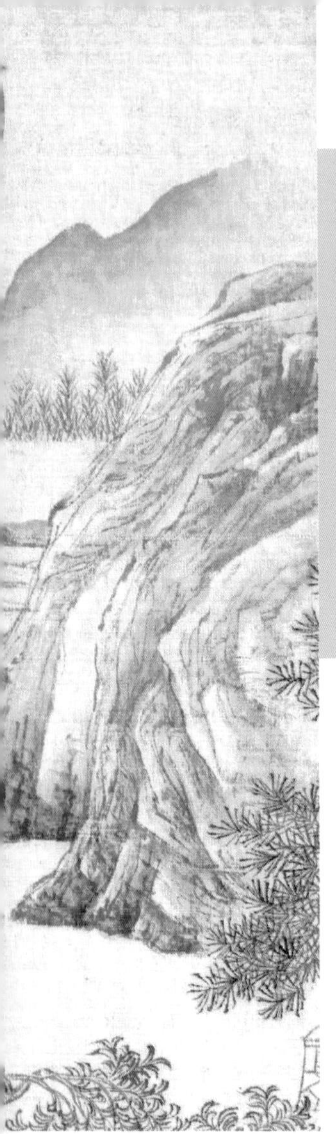

乙酉甲申雷雨驚，
乘除卻賀芒種晴。
插秧先插蚤秈稻，
少忍數旬蒸米成。

——南宋・范成大
〈梅雨五絕・其二〉

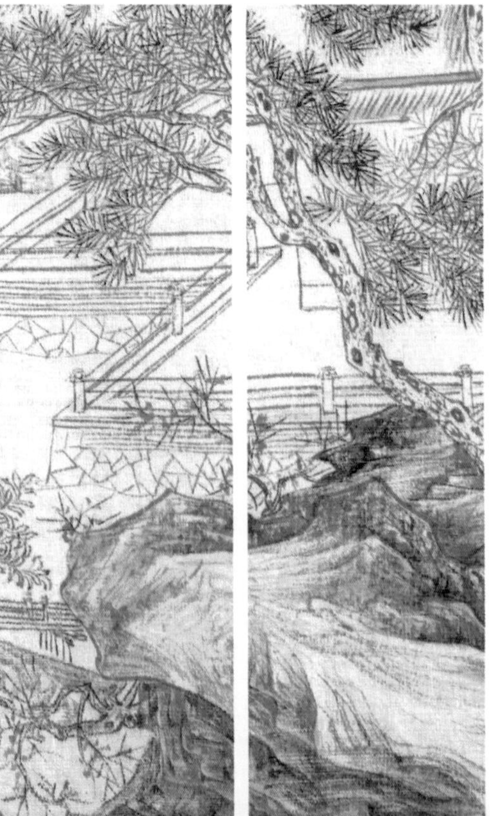

雨火燒溪，青草池塘處處蛙

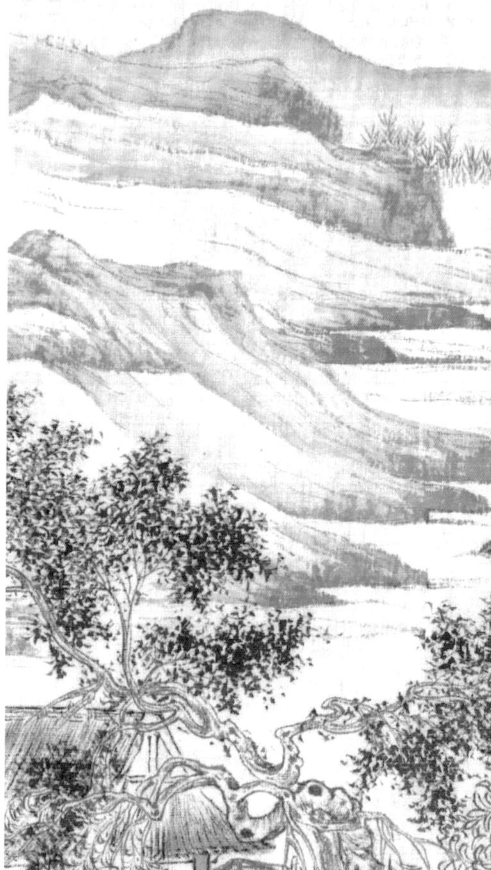

09

芒種

國曆六月五或六日

芒種雨少氣溫高，玉米間苗和定苗，
糜谷蕎麥搶墒種，稻田中耕勤除草。

——二十四節氣農事歌

說節氣・歲時紀——

芒種

螳螂生，鵬始鳴，反舌無聲。

稻麥成熟，忙著採收與播種

曆書指出：「斗指以為芒種，此時可種有芒之穀，過此即失敗，故名。」芒種期間，稻穀、麥類等有芒作物開始成熟，結實成穗，其後的農事種作都以這一時節為界，所以勤勞的農夫趕忙採收並播種晚穀，因此又稱為「忙種」。

農諺提到：「芒種下雨火燒溪，夏至下雨路泥濘。」芒種是二十四節氣中陽氣最盛的一個節氣，這個時期也遇上梅雨季節，連綿的濕雨，使得天氣異常炎熱，道路泥濘不堪，相對而言，卻是農事豐收的好預兆。

七十二物候也描繪出，陽氣帶來萬物欣欣向榮，小螳螂於是破殼而出，伯勞鳥在枝頭上不時放聲鳴叫，百舌鳥感到此後將迎來「陽消陰長」的日子，而悄然無息。

舌尖上的節日，香粽慶端午

五月又稱為「蒲月」，因應端午時節的到來，家家戶戶會在門楣懸掛菖蒲、艾草而得名。

還記得電視劇或民間歌仔戲上演的「白娘子傳說」，其中一個經典橋段就是白娘子在端午飲下雄黃酒，導致現出原形嚇壞許仙。

由於夏日潮濕悶熱，容易孳生蚊蟲，五月又是五毒（蛇、蜈蚣、蠍子、蜥蜴、癩蛤蟆）出沒之時，傳統習俗會以雄黃來辟邪除蟲，也會以艾草、菖蒲、榕枝等掛在門前，或縫製香囊掛在胸前，一來驅蟲趕蚊，二來趨吉避凶。

俗諺說到：「未吃五月粽，破裘不敢放。」就是指五月前的天氣仍有寒意，但到了芒種時的陽氣大盛，進入了端午節，才總算真正邁入炎夏。此時，台灣各地也展開一連串的端午節慶活動，香噴噴的粽子傳遍千里，不管是南部粽、北部粽、客家粽，都讓人垂涎三尺，成了名符其實舌尖上的節日。

龍舟救詩人，立蛋、午時水求好運

說到五月端午節吃粽子、划龍舟，不得不提詩人屈原的傳說。

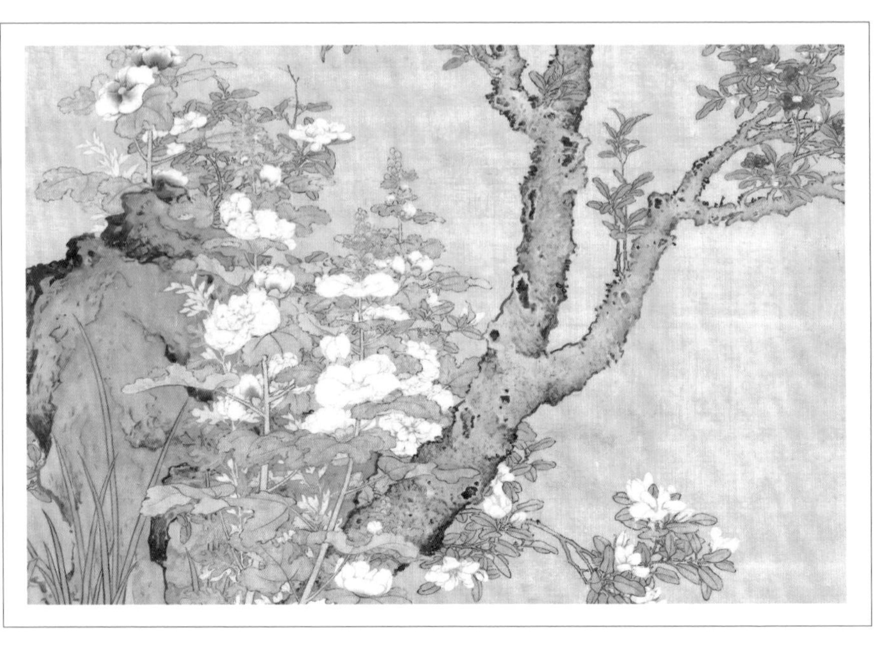

愛國詩人屈原因為受到奸臣迫害，在五月初五躍入汨羅江而亡，楚國人民划著龍船去打撈屈原，為了避免魚蝦啄食他的身體，便把荷葉包裹（另一說為竹筒裝米）的糯米糰投入江河，流傳演變至今的民俗，也被稱做詩人節。

歐陽修的《漁家傲》寫到：「五色新絲纏角粽。金盤送。生綃畫扇盤雙鳳。正是浴蘭時節動。菖蒲酒美清尊共。」石榴花開的五月，楊柳低垂，人們用五彩絲線包紮成多角形的粽子，端午日，沐浴更衣，舉杯飲下雄黃酒，祛除穢氣。台灣民間在端午節的正中午，常有「立蛋」活動，同時取又稱為純陽水的「午時水」，俗諺說：「洗午時水，無肥亦美。」都有洗去晦氣，招來好運的美意。

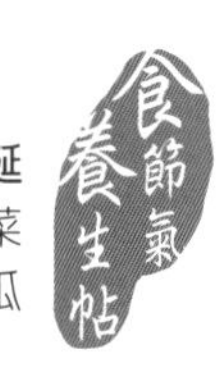

芒種過好日，四季流涎

桑葚、芒果、空心菜、莧菜、油菜
芹菜、毛豆、黃瓜、苦瓜

降暑氣，吃麻薏

民諺說：「芒種逢雷美亦然，端陽有雨是豐年。」前面提到芒種是農作物種植時間的分界點，同時梅雨季節也將到此結束，這個其間若是有大雷雨降臨，自然是豐收的預兆。

午後雷陣雨傾盆而下，氣溫日漸炎熱，經常大汗淋漓，中醫說：「汗易外泄，耗氣傷津」，身體多伴隨出現缺水現象，平日需要多加補充水分，加上暑氣盛，飲食上可以多食用黃瓜、薏米、麻薏、絲瓜、秋葵等食物，有助祛暑益氣、生津止渴。

黃瓜 味甘、性涼，又稱胡瓜、青瓜，屬葫蘆科植物，有助除熱、利尿、解毒、消水腫。除了涼拌之外，還可搭配味噌、川味、韓式或醬漬做成美味料理。

薏米 富含豐富而多元的營養素，被譽為「世界禾本科植物之王」，有健脾、利濕、消水腫等功效。

麻薏 又稱麻芛，台灣中部的特產，含有豐富的維他命B_1、B_2、鉀、鈣、磷、鐵等，具有消暑、退火的效用。

絲瓜 味甘、性涼，入肝、胃經，兼具清暑涼血、解毒通便、祛風化痰等效能，可清炒或燴成羹湯，都相當美味。

汗出不見濕，防無形寒傷陽

夏日晝長夜短，加上氣溫炎熱，身上就容易頻繁流汗，但流汗當下，千萬不可馬上洗澡。

一般人可能以為趕緊沖個冷水澡，可以消解暑熱，還來一身的清涼，然而陽熱容易消洩，但體內的熱氣卻會因此揮散不去，更使得寒氣藉此入侵致病，正巧呼應中醫的「汗出不見濕」。

《黃帝內經．素問》寫到：「汗出見濕，乃生痤疿」，指的是發作於臉部和胸背部的毛囊性紅色丘疹。《傷寒論註》也記載：「風濕相搏，一身盡疼痛，法當汗出而解，值天陰雨不止，醫云此可發汗，汗之病不愈者，何也？答曰：發其汗，汗大出者，但風氣去，濕氣在，是故不愈也。」燠熱的夏天著重排出身上的濕氣，但排除濕氣也有一定的養生原理，排汗重要，排汗後的照顧更要留意。

循令食・家の味

◆椰油櫛瓜拌炒鮭魚

食材：

鮭魚肉兩百克、櫛瓜兩條
羽衣甘藍一百克
酪梨半顆
椰子油兩湯匙
黑胡椒、海鹽各適量

作法：

一、櫛瓜刨絲、羽衣甘藍切段、酪梨去皮切塊，備用。
二、取鍋以椰子油加熱，放入切塊鮭魚兩面煎熟，盛盤；鍋中放入上述蔬菜拌炒至八分熟，再放入鮭魚塊拌炒。待食材熟透後，調味即成。

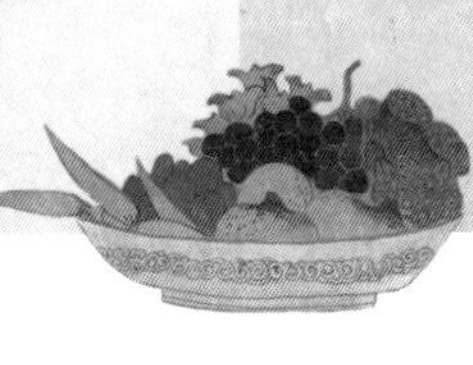

◆桑葚果醬

食材：

桑葚一千克
白糖四百克
檸檬半顆

作法：

一、桑葚洗淨、去掉蒂頭瀝乾，放入果汁機稍微攪打後備用（可維持顆粒口感）。
二、將桑葚、糖、適量檸檬汁放入鍋中熬煮。邊煮邊將浮沫撈除，熬煮到喜歡的濃稠度，即可關火。
三、放涼，裝瓶即成。（若以果醬拌入茶湯，即成桑葚汁）

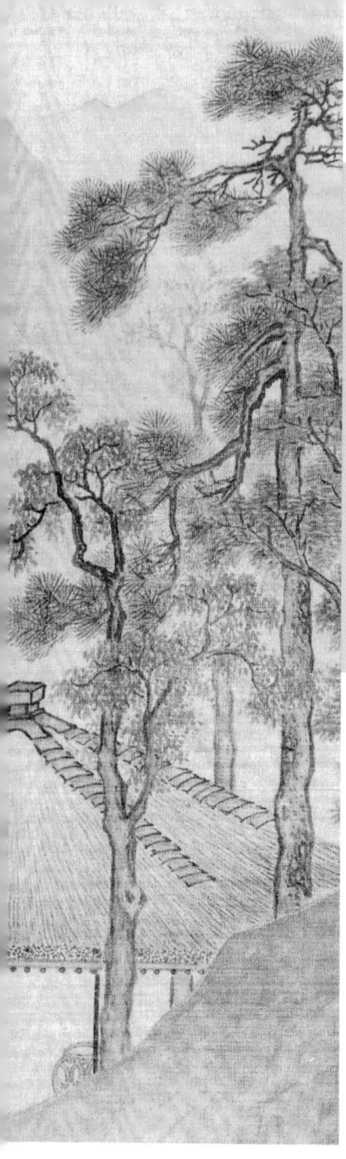

一來江城守，七見江月圓。
齒髮將六十，鄉關越三千。
褰帷罕遊觀，閉閤多沉眠。
新節還復至，故交盡相捐。
何時羾閶闔，上訴高高天。

——唐・令狐楚
〈夏至日衡陽郡齋書懷〉

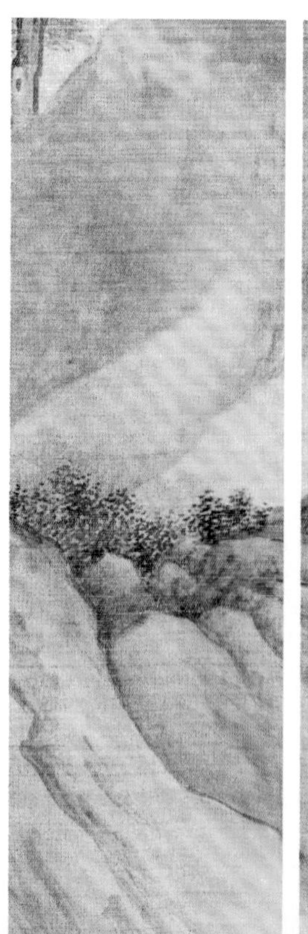

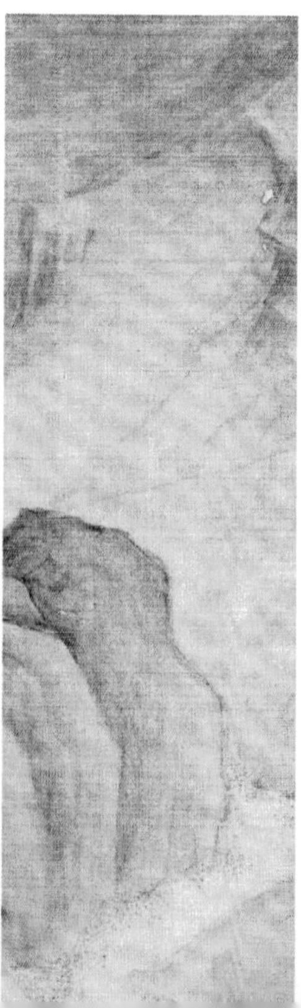

知了鳴夏，七見江月圓

10

夏至

國曆六月二十一或二十二日

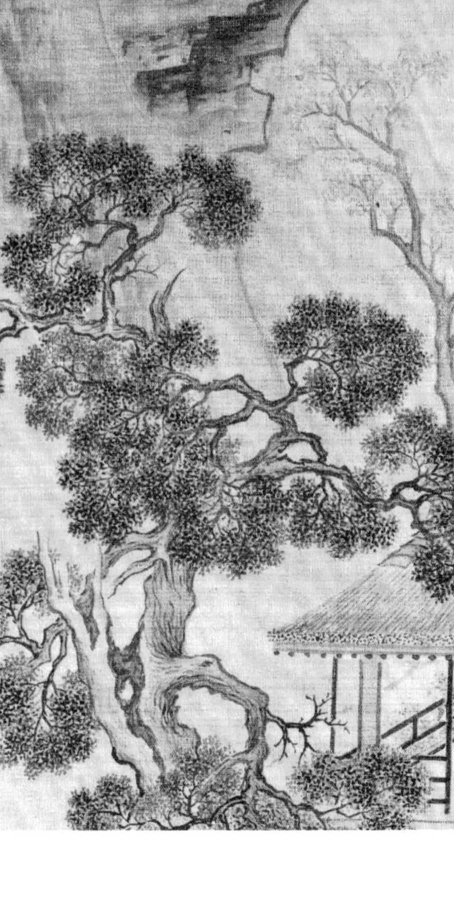

夏至夏始冰雹猛，拔雜去劣選好種，
消雹增雨乾熱風，玉米追肥防黏蟲。

——二十四節氣農事歌

說節氣·歲時紀——

夏至

鹿角解，蜩始鳴，半夏生。

知了唱夏，最長的白天

「知了也睡了，安心的睡了，在我心裡面，寧靜的夏天……」這是歌手梁靜茹唱的《寧夏》，歌聲彷彿消融了夏天的燥熱，帶來繁星點點的寧靜享受。

但是提到夏天的歌，當然就不能忘了這首《童年》：「池塘邊的榕樹上，知了在聲聲叫著夏天，操場邊的鞦韆上，只有蝴蝶停在上面。」

當節氣走到夏至，知了就醒了，鮮明活潑的喧鬧情景，就在眼前展開，我們也跟著再次年輕了一回。

記得有天中午，門簷上突然出現一隻貓，輕靈地在泥牆跳上跳下，好似在和什麼東西玩捉迷藏，耳邊躁然作響的蟬聲持續不絕，聽久了卻也習慣於這股鳴放的嘈雜，望向樹幹雖然看不見蟬影，卻隱隱然知道黑壓壓的綠林濃蔭裡面，都是牠們的棲身之處。

吃了夏至麵，一天短一線

夏至日，正是吃麵的好時機，冷麵消暑，更是令人食指大開。

民曆記載：「斗指乙為夏至，萬物於此皆假大而極至，時夏將至，故名。」這一天是太陽幾乎直射北回歸線，因此換來北半球最長的白晝，呼應了民間順口溜：「吃了夏至麵，一天短一線。」盛極而衰，陰漸長而陽漸消。

《禮記．月令》寫到：「鹿角解，蟬始鳴，半夏生，木槿榮。」自此之後，陽氣開始慢慢衰弱，鹿角也有脫落的跡象，夏天的蟬鼓翼而鳴叫，一種野生的草藥半夏，在水田和沼澤地生長，到處可見繁茂的盛景，反映了這個節氣物候的變化。

夏至是反應四季更迭的節氣，俗話說：「冷在三九，熱在三伏」，其中的「三伏」指的就是初伏、中伏和末伏，代表夏天最熱的時刻，人們隱伏以避盛暑，因此六月也稱「伏月」。

荔月蓮花開，夏至天貺節

六月是荔枝、蓮花盛開的季節，因此稱為荔月，「一騎紅塵妃子笑，無人知是荔枝來。」唐朝楊貴妃愛吃甜美多汁的荔枝，唐玄宗為了寵愛妃子下令設置專

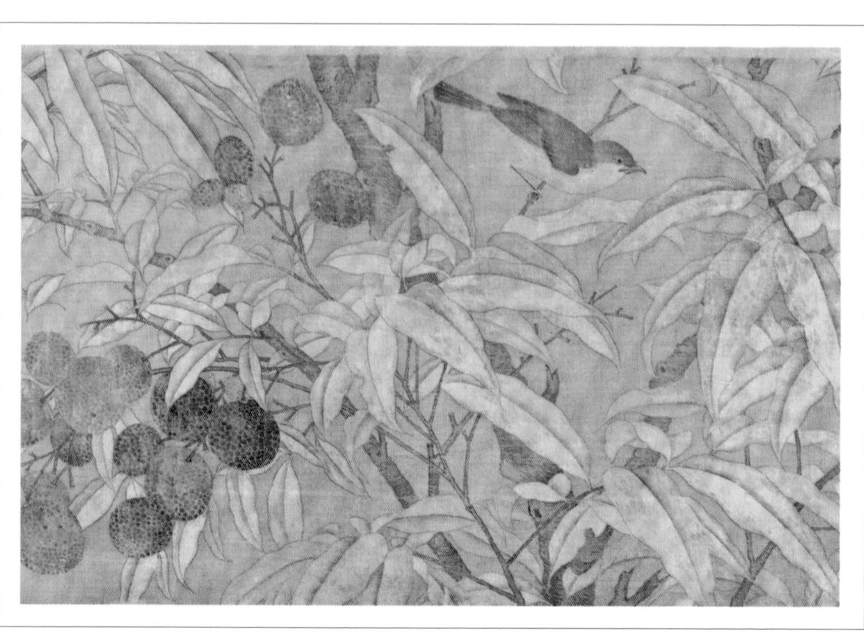

驛直通長安，只為博取佳人一笑。

此時，民間也會有歡慶夏至節的活動，《中華全國風俗志．儀徵歲時紀》提及：「夏至節，人家研豌豆粉，拌蔗霜為糕。餽遺親戚，雜以桃杏花紅各果品，謂食之不蛀夏。」不蛀夏，就是炎熱夏天不生病的意思。

相傳農曆六月六日為「天貺節」，「貺」是賜與、庇護的意思。人民會在此時祭祀、拜神，也會把藏書、衣服拿出戶外曝曬，俗稱開天門、天門節，外嫁的女兒也會在這日回到娘家省親過節，因此又稱回娘家節、姑姑節。

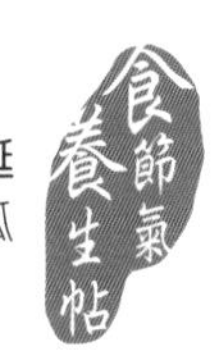

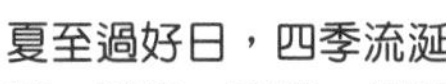

小白菜、水芹菜、金針菜、越瓜、番茄、胡瓜

日常養夏，遠離暑邪濕邪

「暑為夏之主氣」，烈日炎炎的夏季，總是高達三十度近四十度高溫，並且帶著厚重的濕氣，引致濕邪重濁。此時出汗多，容易傷及陰氣，因而造成心火過旺，出現高熱、煩渴、汗多，甚至頭暈目眩的症狀，當心可能引發中暑。

《丹溪心法》寫到中暑：「暑乃夏月炎暑也，盛熱之氣者，火也。」火氣熾盛，導致陽邪侵犯人體，古代醫書《明醫雜著》提及暑病證治：「若夏月傷暑，發熱，汗大洩，無氣力，脈虛細而遲，此暑傷元氣也。」面對暑性升散的症候，中醫養生的應對之法，一來防暑降溫，二來除濕益氣，三來健脾養心。

色赤入心，苦酸清熱

《黃帝內經．靈樞》提到：「故智者之養生也，必順四時而適寒暑」，聰明的人懂得養生之道，正是順應四時節氣的節奏，因應春夏秋冬的氣候變化，藉此調節陰陽。

夏至養生的關鍵，在於健脾和養心，減少厚味肥膩的食物，飲食清淡之外，中醫提到「色赤入心」，指的就是紅色的食物有助養心，像是番茄、牛肉、豬心等；另外「苦味能清熱」，可多食用苦瓜，以及消暑祛濕的冬瓜、蓮子、桂花、茯苓、薏米等，有助改善體內濕重。

以下列舉相關食材，有助健胃開脾、泄降祛濕，達到夏至養生的效果，彙整參考如下：

桂花 性溫味辛，適合泡茶或煮湯，果實入藥有生津、暖胃、平肝的功效，有助改善化痰散瘀、食慾不振。

綠豆 性味甘、寒。歸心、胃經，有助清熱解毒，消暑利尿、消癰腫。

蓮子 性味甘、澀，平，歸脾、腎、心經。《本經》提到：「主補中，養神，益氣力。」有助調節虛煩、心悸、失眠。益腎固精，補脾止瀉，止帶，養心。

豬心 味甘、鹹，性平，歸心經，富含蛋白質、脂肪、鈣、磷、鐵、維生素B、C等，中醫藥理提到「心血」用作補心的嚮導，取自心歸心、以血導血，有助養心安神、益脾止血。

循令食・家の味

◆香芹炒豬心

食材：

芹菜兩百克
豬心兩百克
蔥、薑、蒜
醬油、米酒各適量

作法：

一、豬心洗淨、切薄片，放入米酒等醃漬三十分鐘，備用。

二、蒜、薑放入熱鍋中爆一下，然後大火爆炒豬心。

三、炒至水分收乾後，放入芹菜，後續加入鹽、醬油和蔥花翻炒均勻，即成。

◆苦瓜排骨盅

食材：

排骨兩百克
苦瓜一顆
薑片、海鹽各適量

作法：

一、排骨洗淨、川燙，備用。苦瓜去籽、切塊，備用。

二、取陶鍋加適量水，放入所有食材，熬煮一小時。待熟爛後，調味即成。

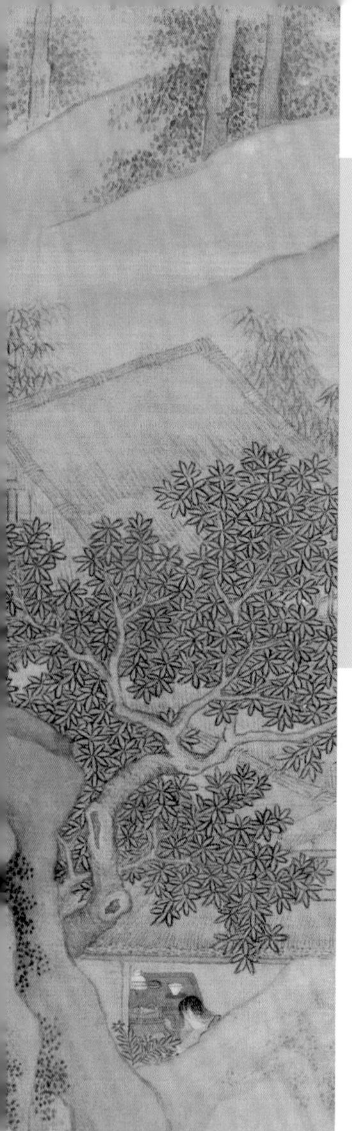

倏忽溫風至，因循小暑來。
竹喧先覺雨，山暗已聞雷。
戶牖深青靄，階庭長綠苔。
鷹鸇新習學，蟋蟀莫相催。

——唐・元稹〈小暑六月節〉

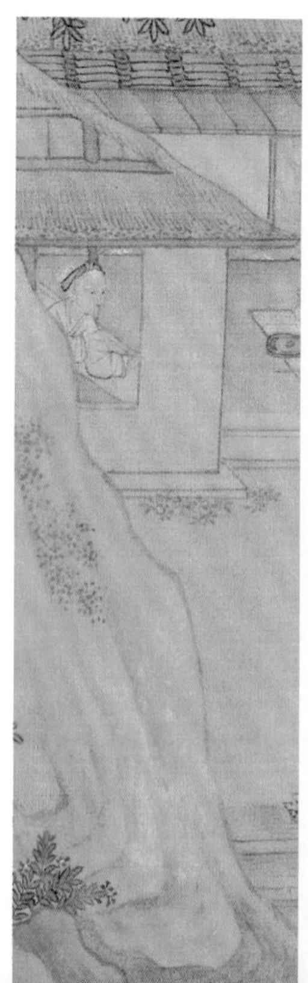

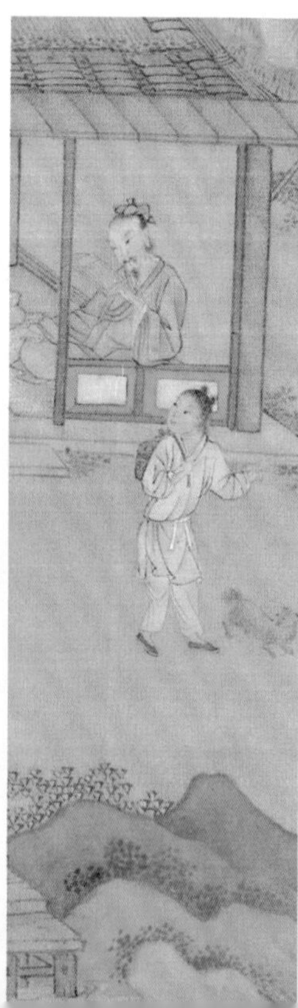

點點流螢，竹深樹密蟲鳴處

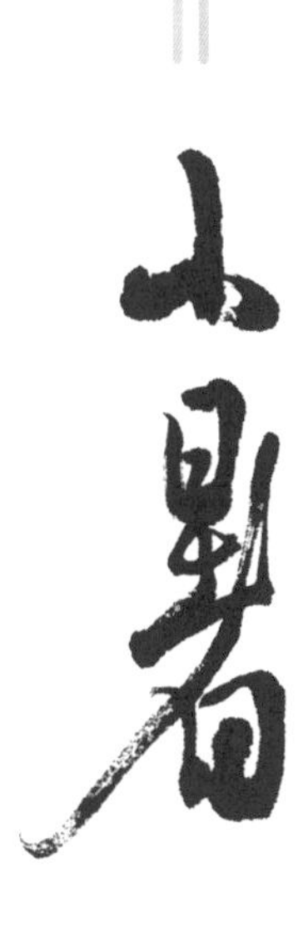

小暑

國曆七月七或八日

小暑進入三伏天，龍口奪食搶時間，
玉米中耕又培土，防雨防火莫等閒。

——二十四節氣農事歌

說節氣．歲時紀——

小暑

溫風至，蟋蟀居壁，鷹始摯。

小暑過，一日熱三分

日月運行，一暑一寒。

一路跟隨二十四節氣的日常，我們走到了熱氣熾盛的小暑。

紅焰似火的太陽，益發毒辣，曬得那些勞動者的臉龐紅通通地，身體流淌著汗水，依然勤奮地工作著。這是夏日繁忙街角，建地施工的一景。

俗話說：「小暑過，一日熱三分。」打開窗戶，吹來陣陣的熱風，《禮記．月令篇》提到：「溫風始至，蟋蟀居壁，鷹乃學習，腐草為螢。」鄉野間的蟋蟀開始跳入庭院的屋簷牆角，藉此納涼；天上的老鷹也從巢穴飛出來，練習飛行的技巧，展現捕捉獵物的本能；在有綠草、有露水的夜裡，還可見螢火蟲一閃一亮地發光。

當節氣走到了小暑以後，氣候也會開始一天比一天更加炎熱。

如果說春天是一個人的年少，夏天就是精力充沛、熱情洋溢的壯年，令人無畏酷熱，也要揮灑晶亮的汗水，朝向夢想前行。

豐收食新，祭拜五穀大神

有句俗語這麼說：「小暑大暑，上蒸下煮。」一生活在溽暑，就像是在熱鍋上一般，全身彷彿都被蒸煮著。

應對這個益發炎熱的氣候，文獻提及：「七月七日曝經書籍衣服，不蠹」，趁著好天氣，可以把冬被、藏書拿出來曝曬，防止物品受潮、祛除霉味，接收陽光美好的氣息。

民間也有「食新」的習俗，這一天，人們也會品嘗最新收成的新米、飲釀出來新酒，舉辦隆重的謝天、祭祖儀式，其中主要就是祭祀五穀大神的庇護，感謝帶來穀物糧食的豐收，最後家族共食，享受團聚時光。

承襲自老祖宗的養生智慧：「冬不坐石，夏不坐木。」意思就是說，石頭具有聚溫性及傳導性，坐在石頭上，會使人體侵入陰邪；同樣地，久置露天的木質椅凳，容易受潮，加上夏天溫度高，一旦坐在木頭椅子上，濕邪之氣就會入

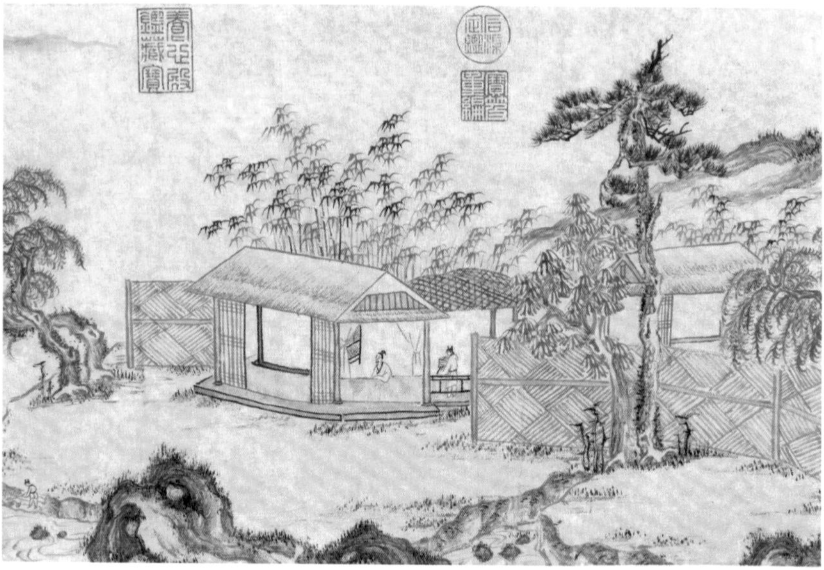

侵，有損陽氣，誘發關節和風濕等病症。南宋詩人楊萬里寫下一紙涼意：「夜熱依然午熱同，開門小立月明中。竹深樹密蟲鳴處，時有微涼不是風。」在夏夜裡，依然如同午後一般的炎熱，索性走出家裡，沐浴在銀白色的月光下，感受微風的吹拂，這迎面吹來的清風颯爽，其實不是風，而是因為內心的平靜，所感受到的清幽，正是「心靜自然涼」的最佳寫照。

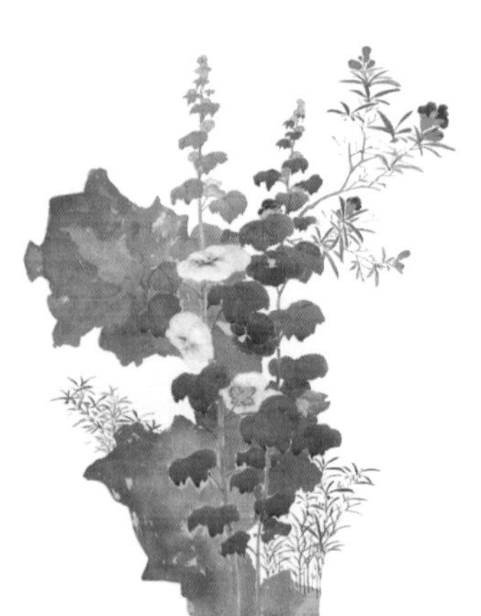

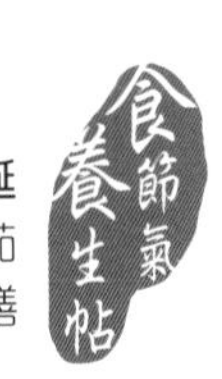

小暑過好日，四季流涎

花椰菜、油菜、四季豆、玉米、番茄
蘿蔔、黃鱔

夏食冷麵，小暑黃鱔賽人參

《月令七十二候集解》寫到：「溫熱之棄兒為暑，小者，未至於極也。」暑是熱的意思，小暑就是指氣候小小的炎熱，但還沒有熱到極點。

不過，一旦溽暑季節開始，全身就會時常流汗，而常有溼答答、黏膩膩的感受，全身發懶，對於任何事都提不起勁，就連米飯都懶得煮了，而有「大暑小暑，有米懶煮」的俗語。

這個發懶的時刻，就可以食用冷麵，透過「熱食涼吃」一來解暑，一來開胃，更是一種老祖先的飲食智慧，這個苦夏於焉翻轉成一個充滿樂趣的夏天。

此外，入夏以後，正是黃鱔最肥美的長

成季節，肉嫩味美，營養價值極高的黃鱔，自古以來就有「小暑黃鱔賽人參」的美稱。

中醫醫理強調：「春夏養陽。」黃鱔性溫味甘，有助補肝脾、除風濕、強筋骨等效用，在陽光明媚的夏天，好好調理臟腑、溫補養身，進而改善不良的體質，達到「冬病夏治」的目的。

飲食有節，吃苦嘗酸養心肺

《黃帝內經．素問》寫到：「飲食自倍，腸胃乃傷。」飲食過猶不及，就算是最好的食物，吃得太多也會造成腸胃的負擔，暴飲暴食將傷及消化系統，中醫說法，過苦傷心，過甘傷脾，過酸傷肝，過辛傷肺，過鹹傷腎。

一代佛學大師一誠老和尚說過：「現代人不是餓死，而是撐死的！」因此，不過飢、不過飽，飲食有度有節，正是長壽養生的關鍵。

小暑天熱，萬物生長，心氣火旺，加上多雨，導致濕氣較重，身體有濕邪侵入，容易使人心煩意亂、疲倦乏力。

《黃帝內經．素問》記載：「心苦緩，急食酸以收之。」此時可以透過食療，幫助去濕利水，同時可吃帶有苦味的苦瓜，有助消暑解熱、泄降心火、提神醒腦。同時，可增加溫辛味的食物，像是韭菜、生薑、白蘿蔔等，養肺解毒、開胃殺菌。

◆蒜香木耳炒綠花椰

食材：

花椰菜四百克

黑木耳五十克

紅蘿蔔三十克

蒜片、鹽各適量

作法：

一、黑木耳洗淨、泡水後，切絲備用。花椰菜洗淨，依梗分切小塊，備用。紅蘿蔔刨皮後切成細條絲，備用。

二、起油熱鍋，先用蒜片爆香，再放入材料一起拌炒。

三、待食材熟透後，調味即成。

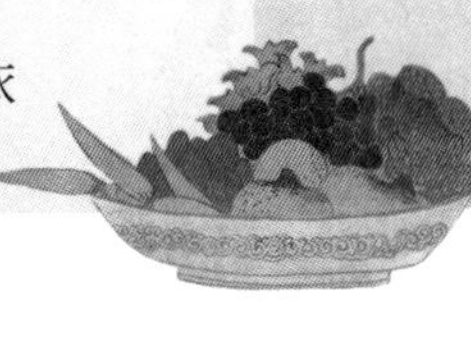

◆花椰菜炒鮮蝦

食材：

花椰菜一顆（約四百克）

鮮蝦兩百克

薑片、胡椒粉、米酒

鹽、醬油各適量

作法：

一、花椰菜洗淨切小朵，川燙備用。蝦子洗淨去殼、去腸線，醃漬後川燙，備用。

二、起油鍋，放入薑絲爆香，倒入花椰菜和蝦子，翻炒熟透。起鍋前，調味即成。

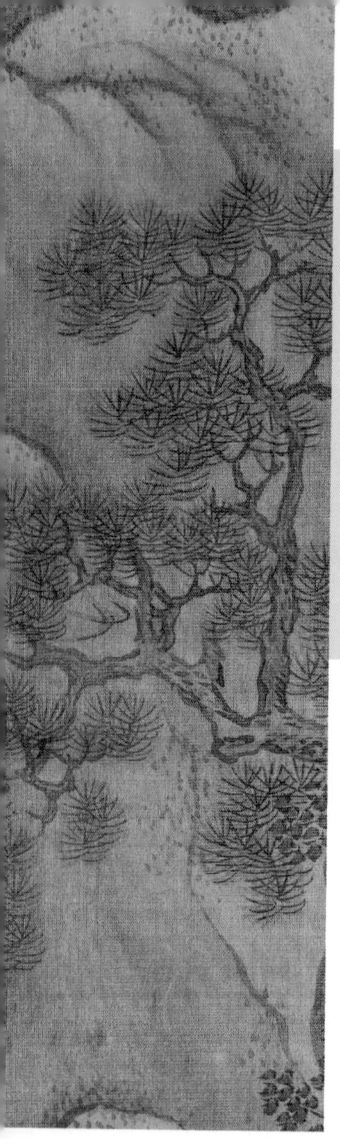

大暑運金氣，荊揚不知秋。
林下有塌翼，水中無行舟。
千室但掃地，閉關人事休。
老夫轉不樂，旅次兼百憂。

——唐・杜甫
〈毒熱寄簡崔評事十六弟〉節錄

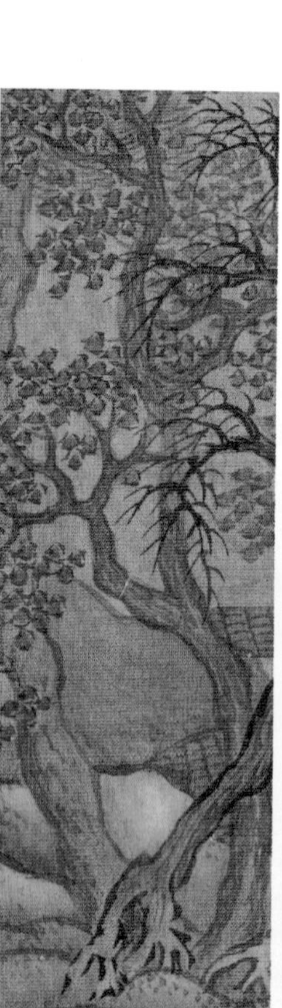

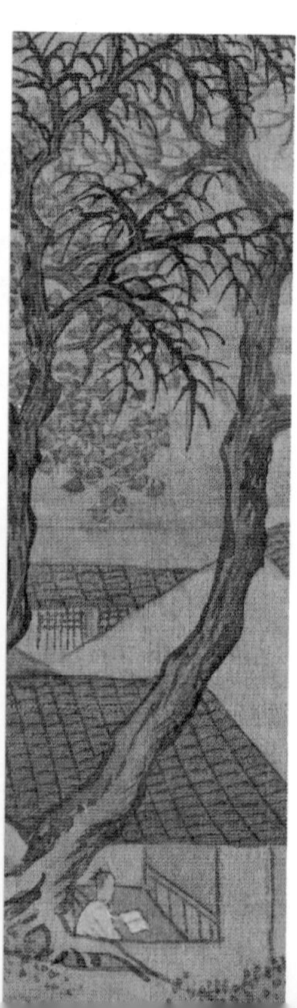

何以消煩暑，窗下舞清風

12

大暑

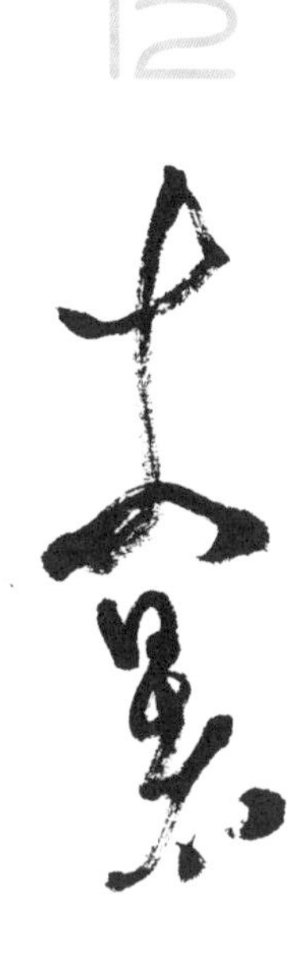

國曆七月二十三日前後

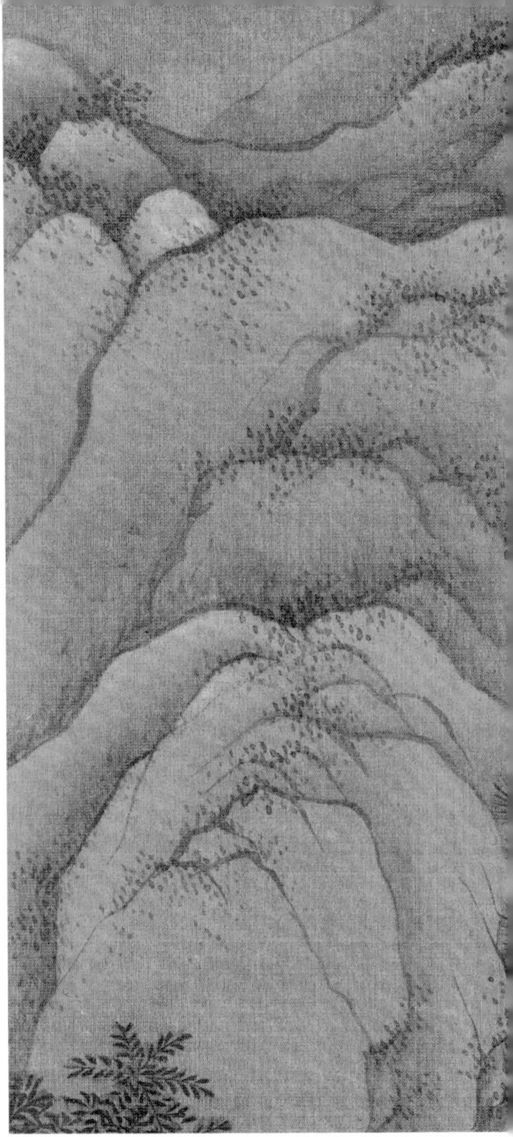

大暑大熱暴雨增，複種秋菜緊防洪，
勤測預報稻瘟病，深水護秧防低溫。

——二十四節氣農事歌

說節氣・歲時紀——

大暑

腐草為螢，土潤溽暑，大雨時行。

太陽般的熱能，不盡的歡樂

記得小時候，經常和鄰居的孩子們玩挑格子的遊戲。

大伙們不管外頭掛著一顆大太陽，仍在一處空地畫上了格子，然後盡情地來回蹦跳，那時候的汗水豆大地往下掉，每個人一邊指著臉，一邊就往袖口上抹去，被豔陽照得通紅發亮的臉蛋，仍是藏不住笑意。

那份童年的歡鬧時光，彷彿太陽的熱能一樣，好像都用不盡。如今回想起來，內心仍感到那股懷舊的美好。

時光場景，再度帶我們回到幼年，產卵在乾淨的水邊，經孵化而出的螢火蟲，在夏夜裡帶著探照燈翩翩起舞，迎來一年中最熱的日子，土壤內蘊涵濕氣的泥土地，熱氣蒸騰之下，不只是動物，人們也難以忍受這份高溫，此時，一陣大雨傾瀉而下，稍稍緩解了一絲暑氣，帶來了清涼的感受。因為有這些美好的小事，悶熱難耐的夏日，大暑也成了令人期待的節氣。

飲伏茶貼三伏，煩暑盡消

俗話說：「小暑不算熱，大暑正伏天。」這個炎熱至極的節氣，聽起來就使人望而生畏，但是老祖先總有應對的智慧。

大暑，正值酷暑天氣，宜伏不宜動，因此民間有「三伏貼」貼穴、引用「三伏茶」的養生習俗。三伏天出現在小暑和處暑之中，一伏是十天，按照天干的十數計算，分為初伏、中伏和末伏，而大暑正值中伏。

根據中醫天人相應的理論，陽氣升發的時節，透過辛溫香燥的藥物作為敷料，貼於特定的穴位，藉此提升自身陽氣，調理體質，有助改善氣喘、過敏等疾病，同時達到「冬病夏治」的功效。

另外，所謂的「伏茶」就是舒緩酷熱氣候的茶飲，透過十多味的中藥調配，熬煮成茶湯，一杯下肚，清涼祛暑。

中醫古籍《景岳全書》提到暑熱之病，是這麼說的：「陰暑者，因暑而受寒者也。凡人之畏暑貪涼，不避寒氣，則或於深堂大廈，或於風地樹陰，或以乍熱乍寒之時，不謹衣被，以致寒邪襲於肌表，而病為發熱頭痛……。」

假使因為天氣炎熱，貪飲冰涼的飲料或果汁，這種錯誤的解暑方式，反而會導致腸胃不適、傷津耗氣，或是大汗淋漓後馬上吹風、吹冷氣，容易讓寒邪趁機進入身體，產生頭痛、暈渴、發熱、畏寒、噴嚏、鼻水乏力的症狀，都應當多加留意。

恭送瘟神，半月節吃半月圓

進入炎炎夏日的三伏天，「濕熱交蒸」，此時也是瘟疫、乾旱、內澇、颱風開始盛行、接連而至的日子，傳統民間會有「送大暑」的儀式，人民製作「大暑船」，在江河邊祭祀五聖，恭送瘟神一路遠走，祈求百病無蹤，闔家平安。

此外，農曆六月十五日也是「半年節」，這一天剛好是全年度的一半，這一天「呷半年圓仔」為閩南人的歲時節俗，用糯米製成並煮成甜湯圓，同時準備米糕、桂圓等供品，先祭拜神明和祖先，全家再一起品嘗，象徵福氣圓滿。

記得唐朝大詩人白居易在〈銷夏〉寫道：「何以消煩暑，端坐一院中。眼前無長物，窗下有清風。散熱由心靜，涼生為室空。此時身自保，難更與人同。」提醒我們除了透過飲食來調養舒心，內在的平靜，才能夠真正讓自己找回清淨，那份胸中鬱熱，透過品茗、打坐、冥想等養心方式，當簷下的清風吹過時，一併讓它隨之帶走吧！

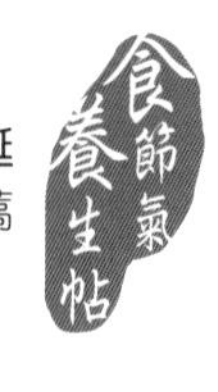

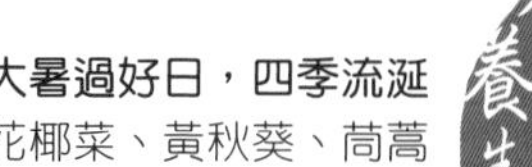

由內到外透心涼，首選天然滅火神器

俗諺說：「六月大暑吃仙草，活如神仙不會老。」迎接酷熱的長夏，想要真正做到由內到外的透心涼，可以食用仙草，另外還有西瓜、鳳梨、酸梅湯等「天然滅火神器」，幫助調降體內火氣、補水降燥，彷彿身體自帶涼風扇，再也不怕炎熱的進擊。

以下列舉相關食材，彙整參考如下：

仙草 味甘、性寒，一年生草本植物，又稱仙人草、涼粉草，可作為仙草茶、仙草凍、燒仙草等，《本草綱目》記載：「清涼解渴、降火氣，消除疲勞，老少咸宜。」有助解燥降火，去除暑氣。

西瓜 性味甘、涼，無毒，其中的水分高達百分之九十，富含人體所需的營養素，像是維生素A、B、C、β－胡蘿蔔素、茄紅素等，具有解暑除煩、利便醒酒等功效，可說是夏日消暑聖品。

鳳梨 富含維他命C和營養素，其中「鳳梨酵素」還能幫助消化，《本草綱目》記載：「補脾胃，固元氣，制伏亢陽，扶持衰土，壯精神，益血，利頭目，開心志。」有助開脾、降燥。

長晝酷夏，首要預防中暑

中醫指出：「夏屬火，其性熱，通於心，主長養，暑邪當令。」當節氣進入大暑，整個城市就像是個悶燒的大火爐。

《黃帝內經．素問》記載：「少陽大至為火生。」大暑最重要的養生觀念，一來防暑濕，二來防中暑，暑為陽邪，特性就是炎熱，當暑性開始升散，就容易傷津耗氣。

關於中暑的由來，《丹溪心法》提及：「暑乃夏月炎暑也，盛熱之氣者，火也。」可見暑為火熱邪氣，一旦火熱之氣侵入體內，並鬱結其中，長時間未能消散，就會造成中暑的現象。

「未病先防，已病防變。」唯有順時應氣而行的生活，避免陰暑寒邪侵入身體，提早預防的養生概念，才是常保健康的最好方式。

循令食・家の味

◆冬瓜薏米盅

食材：

冬瓜一百克

薏米三十克

南北杏十克

作法：

一、冬瓜洗淨切塊，薏米預先泡軟，和生薑片一起放於陶鍋。

二、再加入適量水，待煮滾，再放入用布包的南北杏，熬煮約一小時。

三、待食材熟透後，調味即成。

◆白果山藥拌秋葵

食材：

鮮山藥八十克

秋葵十個

白果（銀杏果）六顆

薑、醋、白芝麻

醬油各適量

作法：

一、秋葵和山藥洗淨切塊，放入熱水川燙至熟，隨後入水冷卻，備用。

二、白果剝殼去膜，泡水、洗淨，放入滾水中煮軟後瀝乾，備用。

三、以上食材放入盆中，調入醬汁（薑、白芝麻、醋、醬油）拌勻即成。

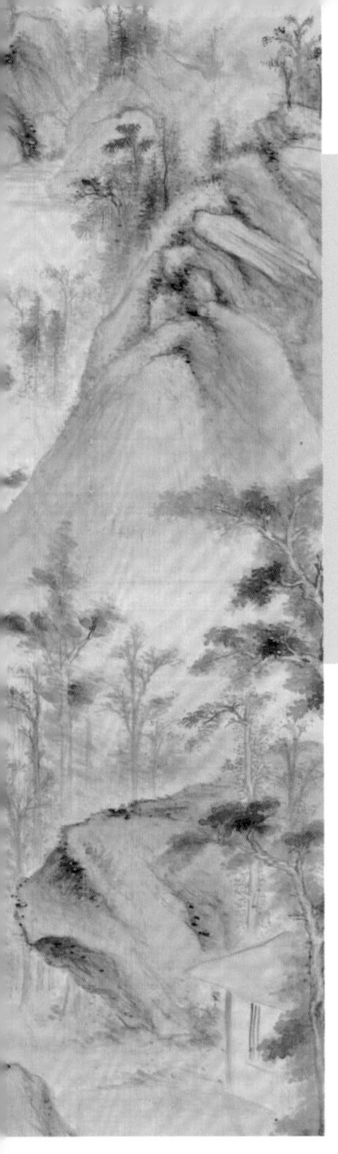

乳鴉啼散玉屏空，
一枕新涼一扇風。
睡起秋聲無覓處，
滿階梧桐月明中。

——宋・劉翰〈立秋〉

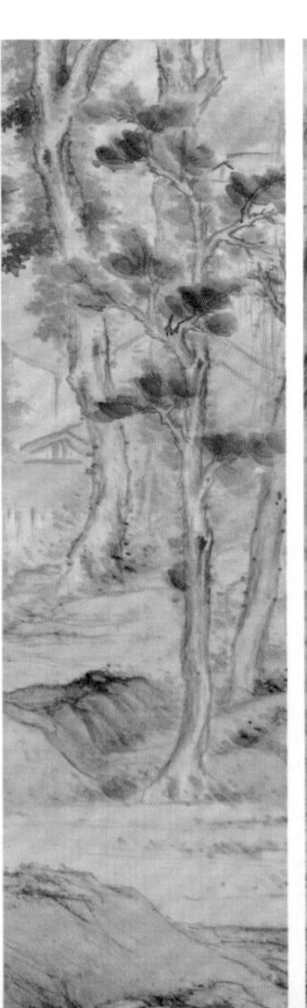

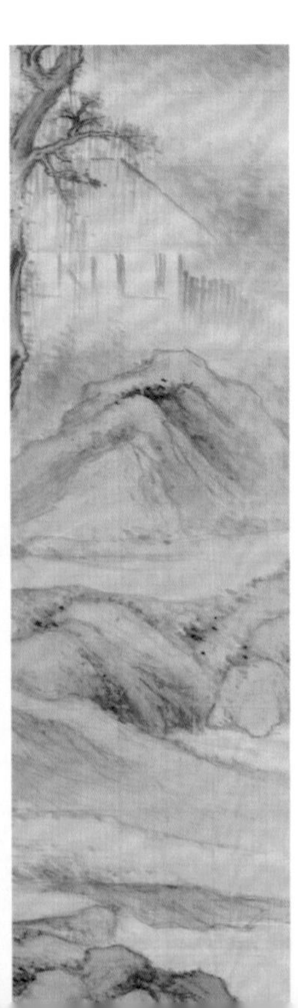

暑去涼來，滿階梧桐顯秋聲

13

立秋

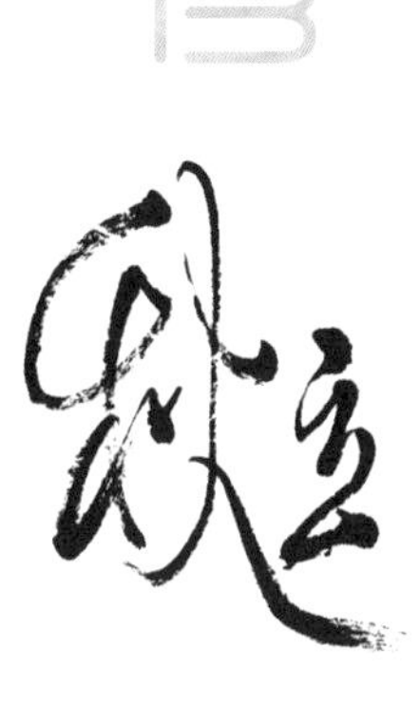

國曆八月八日前後

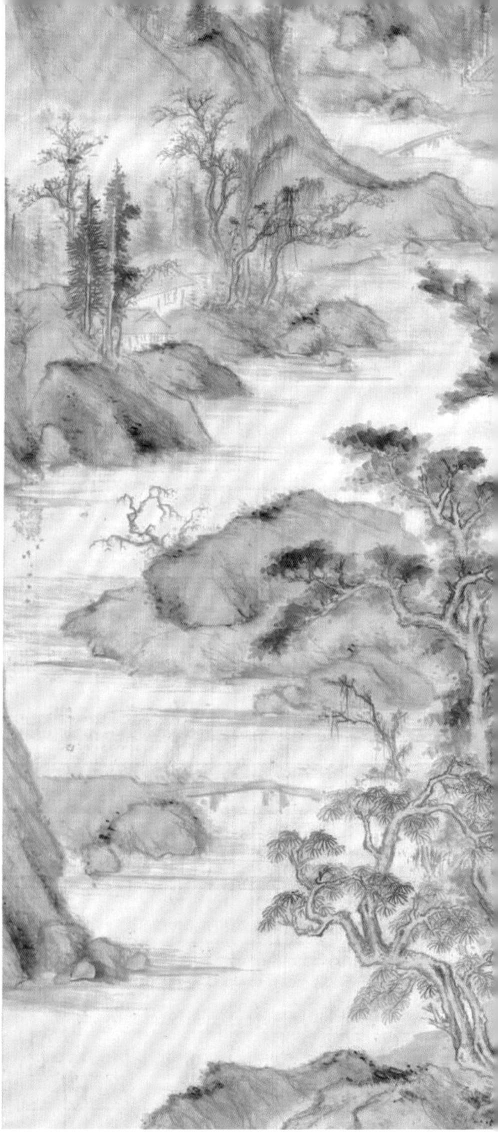

立秋秋始雨淋淋，及早防治玉米螟，
深翻深耕土變金，苗圃芽接摘樹心。

——二十四節氣農事歌

說節氣．歲時紀——

立秋

涼風至，白露生，寒蟬鳴。

涼風吹過，夏去秋來

前一天蓋在身上的涼被，不知道被踢到哪裡，半開的窗戶吹進一陣涼風，叫醒了正在睡夢中的人兒。一大早就被涼爽的秋風襲面而來，才驚覺立秋已經到來，終於要跟酷熱的夏天說再見了。

當然，立秋到了並不代表秋天的到來，它是從酷熱夏天邁向涼爽秋天的過渡期，就像是山上的小溪，潺潺緩慢地流向平地，孩子們赤著腳踩在水中嬉耍。而真正的秋季，是連續五日的日均溫在二十二度以下才行。

有句諺語是：「立了秋，把扇丟。」由於立秋後天氣轉涼，無時不刻不離手的扇子也被丟到了一旁，但還不到冷的地步，頂多是加件薄外套的程度，氣候宜人，是非常適合出門遊玩的季節。

「秋」字由禾與火組成，是稻穀成熟之意，不僅預示著秋天即將來臨，也表示草木開始結果孕子，收穫的季節到了。在關於立秋的詩詞中可以看到：「立秋十日遍地黃」，這時候的作物已經大致成熟，人們個個準備收割過去一年的辛勞，絕不能耽誤。若是這時候又下起雨就更好了，因為古人認為在立秋這天下雨是一件好事，代表著豐收的好兆頭！

屬於女孩的節日，祈求靈巧的雙手

農曆七月七日的七夕節，是傳統的情人節，每年的這時候，店家紛紛貼上情人套餐的宣傳文案，街道上是一對對甜蜜的情侶，大家都沉浸在七夕節的粉紅色泡泡中，是傳統節日中最具浪漫色彩的日子。

七夕又稱乞巧節，東晉葛洪的《西京雜記》有記：「漢彩女常以七月七日穿七孔針於開襟樓，人俱習之。」當時的女性會在這一天穿七孔針，這是一種非常普遍的習俗。

七孔針是一根非常細的針，需要花費巧思的手藝，後來關於七夕乞巧的記載也很多，其中包含為人所熟知的「闌珊星斗綴珠光，七夕宮娥乞巧忙。」（唐・王建）

這天晚上，女孩們會擺上鮮果，對著掛在夜空中，潔白無瑕的月亮虔誠祭拜，希望手巧心慧的織女可以賦予自己聰慧的心靈與靈巧的雙手，而未婚的女孩則祈求可以遇到良緣佳偶，這是獨屬於女孩子的節日。

把秋咬住，感知秋天的味道

立秋有「咬秋」的習俗，大家都會進補味甘性涼、清心安神的食物，以解暑氣造成的煩悶。

《津門雜記・歲時風俗》有記：「立秋食瓜，曰咬秋，可免腹瀉。」人們相信在立秋時，吃著冰涼的西瓜，可以避免冬春的腹瀉，讓整個秋天都不生病。一家子會在茶餘飯後聚集在客廳的桌子旁，小孩子們在庭院中奔跑玩耍，等待著媽媽端出冰鎮過的西瓜。老一輩的人會說：「這樣可以消暑氣。」而現在的我們則是會說：「這樣才有秋天的儀式感！」

除了咬秋，「貼秋膘」也是立秋的習俗之一。貼秋膘是中國北方的傳統習俗，在立秋時節，人們會秤體重與立夏做對比，看看是不是掉了幾公斤，再飽餐燉肉、紅燒肉、烤肉來彌補流失的體重。

秋天如期而至，咬秋的習俗也不會隨著年代久遠而消失。習俗的文化傳承，是人們利用實際行動來產生一個記憶，讓人感受到秋天的味道，使我們即使在現代仍可以感知節氣的運行。

食節氣養生帖

立秋過好日，四季流涎

油菜、菠菜、黃瓜、蓮藕

收斂亦舒展，滋陰潤肺防秋燥

前一季的夏日熱到空氣都有些扭曲，喝下一杯冰涼的飲品，順著喉嚨進到身體裡，涼意就像是一陣風吹過田野之間，激盪起層層風浪，刮進我們的身體裡，導致消化功能紊亂。

所以，在吃食上面，利用湯粥養胃，以清淡進補為主，湯粥很容易被身體吸收，對腸胃不會造成負擔，加上粥汁可以減緩喉嚨的乾澀、不適感。

俗話說：「入夏無病三分虛。」經過一整個夏季的熱氣薰蒸，身體內五臟六腑的能量都被消耗得差不多了，故秋季容易出現體重減輕、倦怠乏力等症狀，還會出現口舌乾燥、鼻塞，或是呼吸道症狀，應該多吃潤肺的食物才好。

《素問．臟氣法時論》說：「肺主秋……肺收斂，急食酸以收之，用酸補之，辛散之。」由此可見，酸味收斂肺氣，辛味可以散發肺氣，秋季的養生重點在於「宜收不宜散」。因此，初秋進補建議「滋陰潤肺」，盡量少吃蔥、薑、蒜、辣椒等辛辣調味，當然，油炸類、酒精和膨化食品也都要盡量少吃，可以多吃一些芝麻、蜂蜜、枇杷、鳳梨、黃瓜、蘿蔔、百合、蓮藕、銀耳等，能夠潤肺清燥。

酸味歛肺氣，葡萄正當時

在眾多秋天時令水果中，葡萄絕對是大家的寵兒，一顆顆像是碧綠的翡翠聚攏在一起，這時的葡萄可以讓人酸得皺起五官，過段時間後，再從青綠色轉變成紫色，活脫脫就是散發光澤的紫色珍珠，令人口水直流。

當身體消化不良時，葡萄有助於健胃消食、緩解口乾舌燥，還能夠護肝養血、補氣血、利尿、解渴，對人體的功用非常多。秋燥時，身體容易感到虛弱，引發咳嗽等呼吸道疾病，而葡萄就可以幫助補氣，還有滋潤肝腎的功效。

循令食・家の味

◆醋椒黃魚

食材：

黃魚一條
蔥二十克
生薑一克
胡椒粉一茶匙
烏醋兩湯匙
麻油、鮮湯、植物油
鹽巴各適量

作法：

一、將黃魚洗淨之後，用菜刀斜切刀紋備用，另外生薑和蔥洗淨後切絲備用。

二、鍋子加入植物油加熱，黃魚下鍋後將兩面煎至焦黃，撈起來備用。

三、鍋內放少量的油，等鍋子熱了之後，將胡椒粉、薑絲入鍋爆香，隨即加入鮮湯、鹽巴和黃魚。

四、待魚煎熟之後，撈起放到盤子上，撒上蔥絲。

五、鍋內剩餘湯汁燒開，後加入烏醋、麻油攪勻即可。

◆百合銀耳蓮子粥

食材：

百合二十克、銀耳四十克
蓮子十五克、糯米八十克
冰糖適量

作法：

一、將百合、銀耳、蓮子、糯米洗淨。

二、放入陶鍋中熬煮，熟時加入冰糖即成。

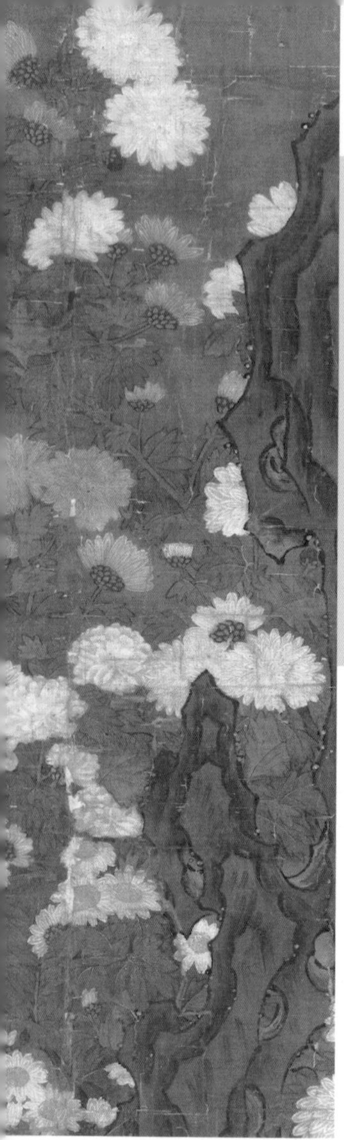

離離暑雲散，嫋嫋涼風起。
池上秋又來，荷花半成子。
朱顏易銷歇，白日無窮已。
人壽不如山，年光忽於水。
青蕪與紅蓼，歲歲秋相似。
去歲此悲秋，今秋復來此。

——唐・白居易〈早秋曲江感懷〉

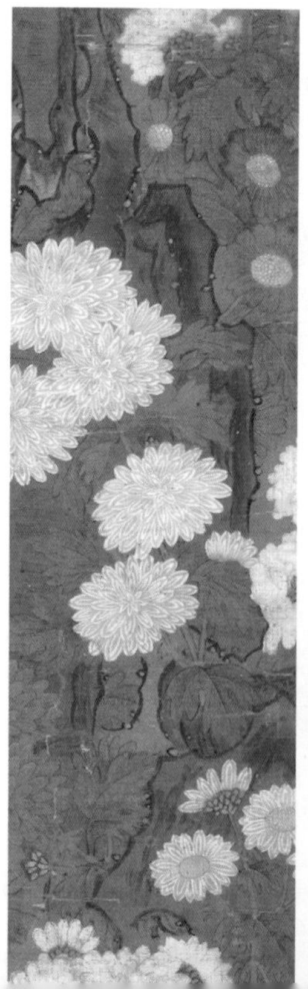

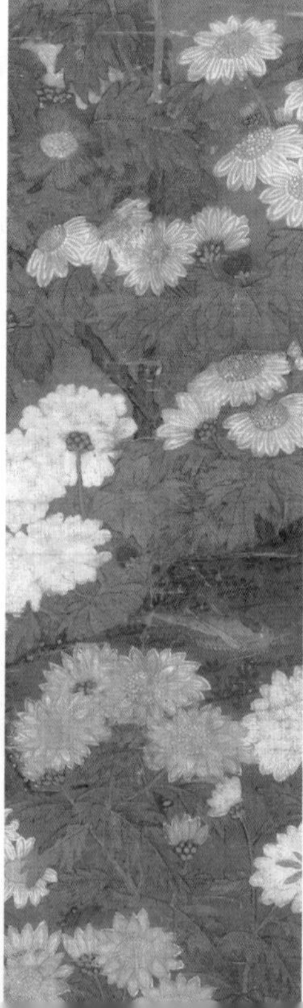

裊裊涼風，暑氣至此而止

14

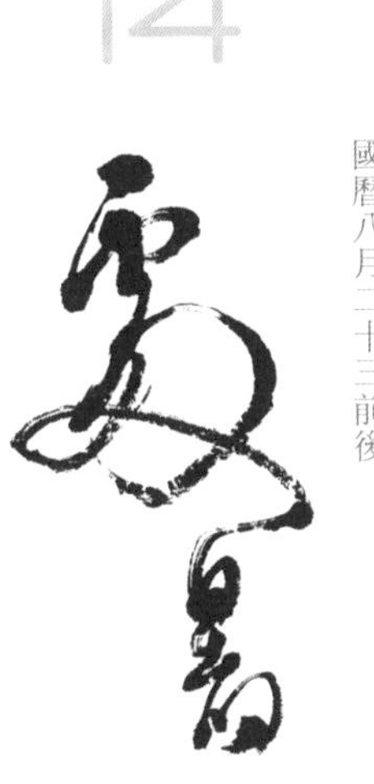

國曆八月二十三前後

處暑伏盡秋色美，玉主甜菜要灌水，
糧菜後期勤管理，冬麥整地備種肥。
——二十四節氣農事歌

說節氣・歲時紀——

處暑

鷹乃祭鳥，天地始肅，禾乃登。

暑將退，秋涼來襲

每年八月二十三日前後的處暑，是二十四節氣之中的第十四個節氣。

立秋過後，來到了處暑，在《月令七十二候集解》中是這麼形容處暑：「七月中，處，止也，暑氣至此而止也。」處，有躲藏、終止的意思，表示暑氣將在這一天散去，意味著炎熱的夏天就快要結束了。

儘管如此，白天的氣溫依舊很高，掌權已久的「暑氣」仍不肯讓出主導權，努力拉住夏天的最後尾巴，正是應了「處暑天在暑，好似秋老虎」。雖然白天的感受不太明顯，但清晨、夜晚的空氣中已經帶著一絲絲涼意，下班回家的路上，秋風徐徐吹過髮梢，似乎也吹走了一整天的疲憊，連帶腳步也輕盈了許多。

秋意一天天濃，秋食一日日熟，正是農人們即將收成之際，颱風像是個惡作劇的孩子，想要引起人們的注意。這時正值颱風頻繁的季節，農諺有一句話是：

「處暑若逢天下雨，縱然結實亦難留。」

颱風會伴隨著豪雨，就會影響到農作物的收成，造成嚴重的災情，農民們一年的辛勞將會付諸流水，因此才會有「立秋下雨人歡樂，處暑下雨萬人愁」的說法，表示秋季的雨對農民來說，是一種噩夢的存在。

中元節，祭祖求平安

處暑期間正值農曆七月，與中元節有著密切的關係，但又有多少人知道，中元節最初是要表達後輩對祖先的孝道與感恩之情？根據《佛祖統記》記載，中元節始於梁武帝時，到了唐宋，香火興盛。《乾淳歲時記》稱：「七月十五日，道教謂之中元節，各有齋醮等會；僧寺則以此日作盂蘭盆齋，而人家亦以此日祭祖先。」

處暑是小秋，正是秋收的季節，鮮果香、新米甜，有了農作物收成，民間按照慣例要向祖先報秋成。

孟元老《東京夢華錄》：「中元前一日，即買練葉，享祀時鋪襯桌面，又買麻穀窠兒，亦是繫在桌子腳上，乃告先祖秋成之意。」向先祖會報秋成不必面面俱

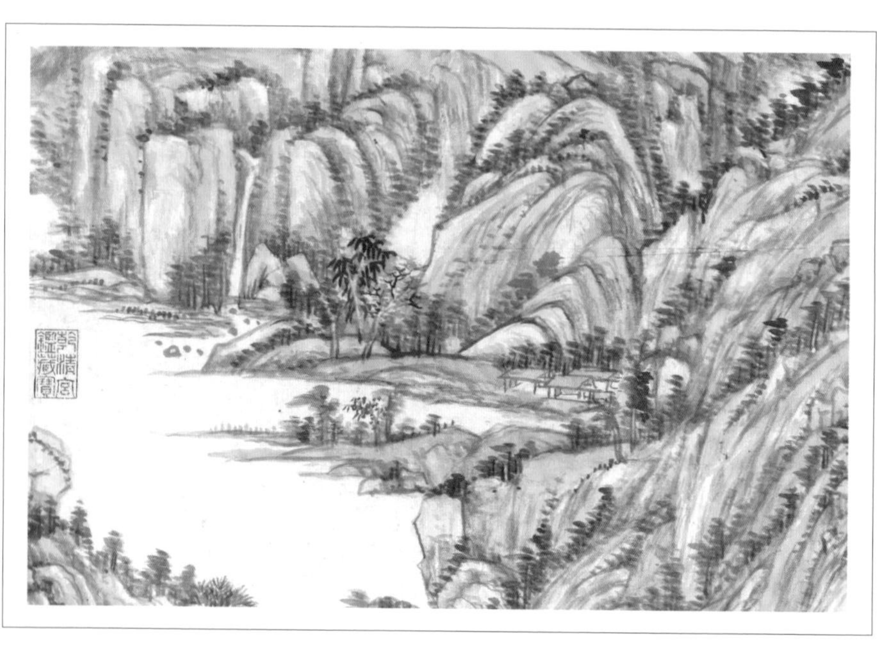

到，雞鴨魚肉、時蔬鮮果，外加一壺米酒即可，還要手持麻穀至田埂，以此「薦新」，請先祖嘗新品鮮，所以中元節也叫「孝親節」。

只是後來逐漸演變成現代人熟知的「鬼節」，家家戶戶在農曆七月十五時，會準備一桌供品，來祭拜祖先和「好兄弟」，以祈求平安。

「燃一盞青焰的長明燈／中元夜，鬼也醒著，人也醒著／人在橋上怔怔地出神」（余光中〈中元夜〉），中元節，亡靈回家探望，那孤魂呢？只好在江河湖海之上，放一盞「荷花燈」，任其飄遊，目的是為了普渡水中的孤魂野鬼，也有消災解厄的寓意。

處暑到，秋冬養陰正當時

不少人一到了秋天的季節，經常會出現鼻咽乾燥、乾咳少痰、皮膚乾燥等惱人的症狀，這都是「秋燥」在作怪。

秋天的飲食結構應以滋陰潤肺、生津解渴為原則，多攝取蔬菜、水果等含有大量水分的食物，補充身體的水分，或是多吃如銀耳、百合、蓮子、干貝、海帶、海蜇、芹菜、菠菜、豆類等天然潤燥食物，但切記要少吃辛辣油炸等熱性食物，以免影響到脾胃功能。

有些人也會有「上火」的情形，可以嘗試早上喝一杯水，夜晚睡前兩小時再喝一杯溫蜂蜜水，以減緩體內水分的流失。

我們一定聽過長輩經常叮囑要「朝朝鹽水，晚晚蜂蜜」，但值得注意的是，淡鹽水可能比較不適合現代人。人在睡眠時，基本生理活動仍在默默運行，還是會消耗掉體內的水分，所以在起床後喝一杯水是很好的習慣，有助補充身體的水分，但換成淡鹽水的話，就會變成不利的因素了。

早晨是人體的血壓的第一個高峰，若是飲用淡鹽水的話，將導致血壓上升，再加上現代人平時已經攝取過多的鹽分，此時再補充鹽分無疑是雪上加霜，所以早上起床，只要準備一杯溫開水就好了！

在乾燥的秋天時，尤其需要注意呼吸道的保養。若一疏忽，就會出現咳嗽少痰、咽乾不適、鼻燥口乾等病徵。某些疾病在秋燥的作用下，也易復發或加重，如支氣管擴張、肺結核等。因此，在此節氣中，自我保健防秋燥就顯得十分重要。

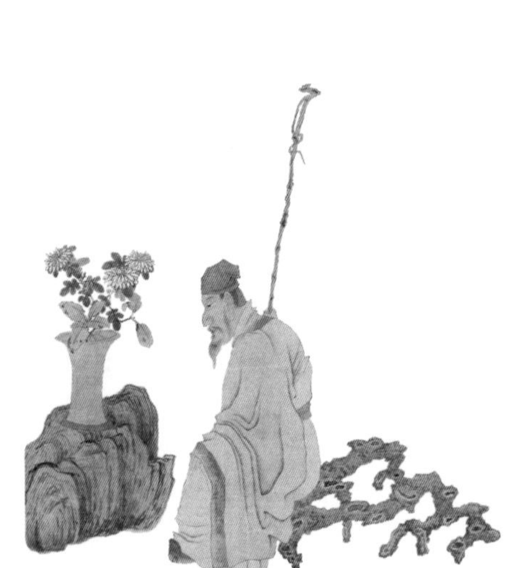

◆涼拌芝麻菠菜

食材：

鮮菠菜五百克

熟芝麻十五克

鹽、香油、味精各適量

作法：

一、將菠菜去根洗淨，在開水鍋中滾燙一下，再浸入涼水中，接著撈出瀝乾水分，切段放入盤內。

二、加入鹽、味精、香油，攪拌均勻。

三、再將芝麻撒在菠菜上即可。

◆魚腥草燒豬肺

食材：

豬肺兩百五十克

鮮魚腥草一百克

料酒五克、精鹽兩克

醬油三克、白砂糖三克

蔥段、薑片、豬油適量

作法：

一、豬肺用清水洗淨，放入煮沸的開水滾燙一下，撈出後切成小塊，再用清水洗去血水。

二、魚腥草用清水洗淨，再切成段備用。

三、在鍋內倒入豬油加熱，再倒入豬肺煸炒至乾。

四、加入白糖、料酒、薑、蔥、醬油、鹽、魚腥草與味精，烹煮十到十五分鐘，入味後即可出鍋。

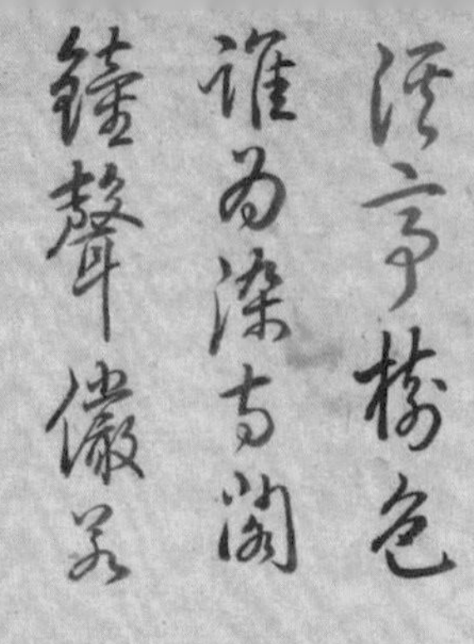

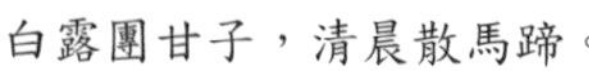

白露團甘子，清晨散馬蹄。
圃開連石樹，船渡入江溪。
憑几看魚樂，回鞭急鳥棲。
漸知秋實美，幽徑恐多蹊。

——唐・杜甫〈白露〉

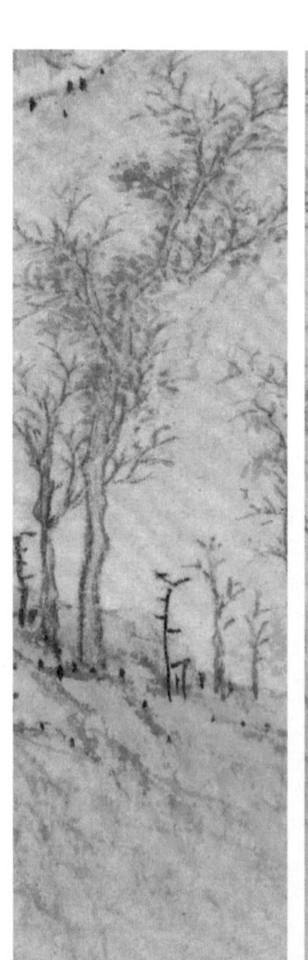

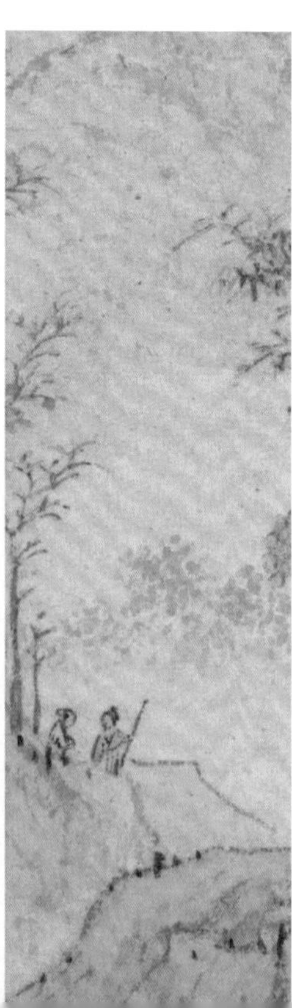

夜寒晝熱，漸知秋實美

15

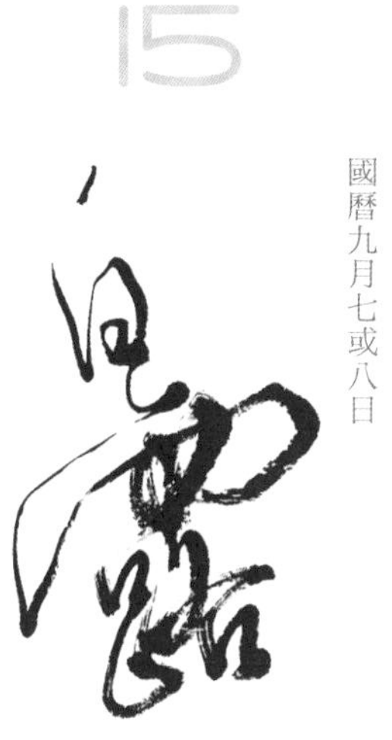

國曆九月七或八日

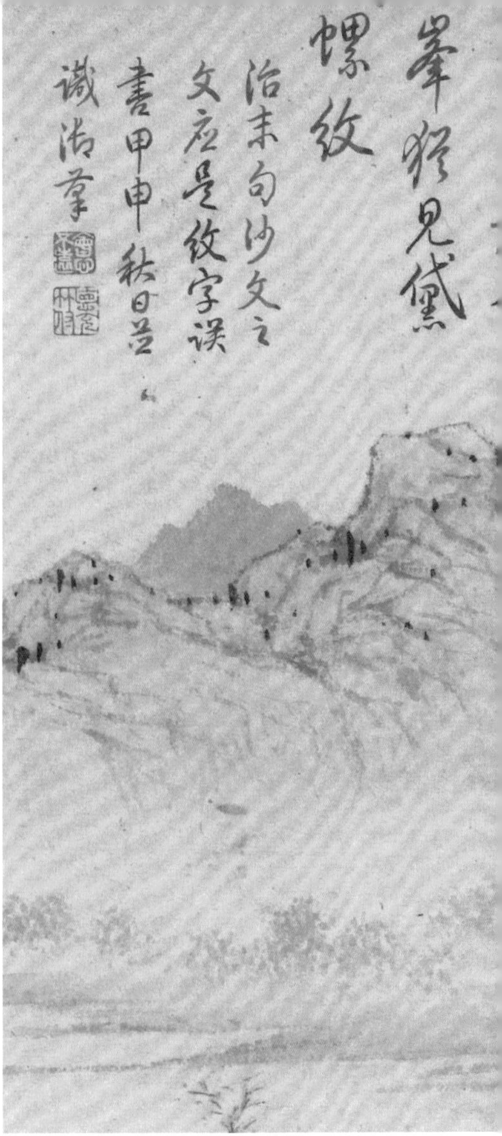

白露夜寒白天熱，播種冬麥好時節，
灌稻曬田收葵花，早熟蘋果忙採摘。

——二十四節氣農事歌

白露

鴻雁來，玄鳥歸，群鳥養羞。

露凝而白，秋天的信使

秋風乍起，迎來了秋天第三個節氣——白露。

白露為何物？徐敞《白露為霜》：「入夜飛清景，淩晨積素光。」早秋的清晨，露珠帶著水汽的翅膀飛往小草、飛往花瓣、飛往庭院的台階上，在草木花卉之間凝結成白瑩瑩亮晶晶的清露。

但身在都市之中的我們，卻難以碰見「秋夜泫露如泣」的情景，倒是在清晨踏出家門，帶著水氣的涼意讓人打起冷顫的瞬間，才意識到「原來已經是白露的時候了啊！」

白露是典型的秋天節氣，諺語中「過了白露節，夜寒日裡熱」，說的就是這個時節。進入九月之後，太陽不再直射北半球，日照時間減少，儘管白日的溫度仍可以達到三十度以上，但到了夜晚，地面的輻射散熱快，溫度會急遽下降，開始出現明顯的溫差。

露水，是秋涼的信使，從這一天起，氣候會逐漸轉涼，暑熱一掃而光，告知人們夏天已經過去了。

白露勿露身，溫寒交接易秋凍

人行道上的樹葉逐漸轉黃，秋風吹起地上的落葉，就像是在舉辦一場狂歡的營火晚會，落葉穿著黃色、暗紅的上衣，在空中旋轉起來，耳邊彷彿還能聽見它們嘻笑的聲音，走在一旁的路人打起了一個噴嚏，拉緊身上的外套快步離去。

白露是一個典型的秋天節氣，氣溫逐漸降低，是秋天的開始，老一輩開始叮嚀「白露勿露身」，即便白天氣候溫和，但早晚溫差大，特別是當活動量增加後，脫下外衣就更容易著涼了，小兒科門診掛號的人數明顯增加。

秋天是又乾又冷、氣溫變化大的季節，人體的氣管內極易因為水分的流失，導致氣喘發作，因此在這個季節裡，周遭有咳嗽、流鼻涕等症狀的人開始變多了，這是因為冷空氣會刺激皮膚，造成免疫力下降，無力抵抗寒邪，因而出現肺部與呼吸道疾病。

當你有鼻癢、打噴嚏、咽喉發癢等症狀，就會開始反省自己是不是在哪裡脫了衣

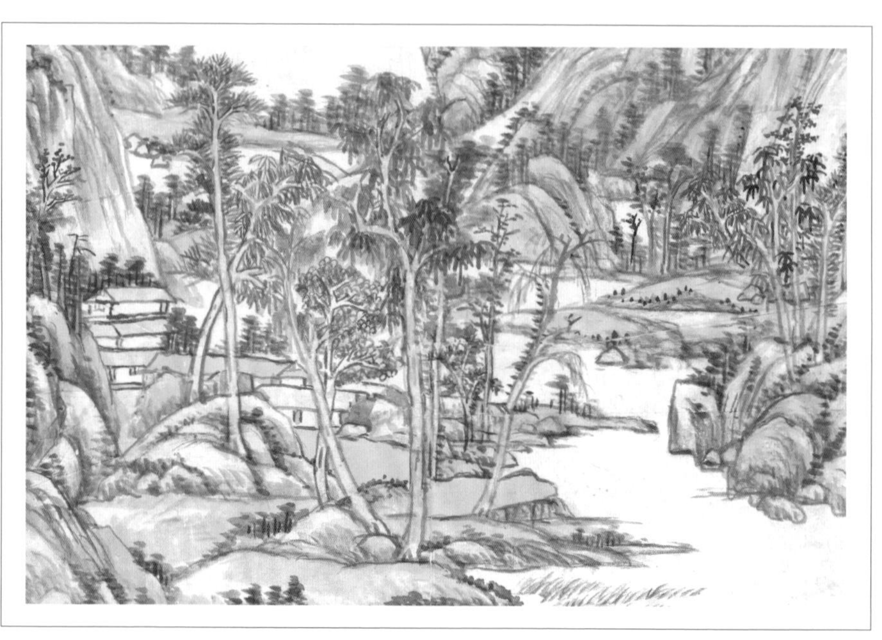

服而著涼，其實還有另一種可能，但經常被誤會是感冒的「花粉熱」。

即便天氣還是有些炎熱，但節氣的變化還是在不知不覺中影響到了我們。濕度的改變、浮塵相對多，各種野草、野花的花粉，都有可能造成過敏原增加，使得本身具有過敏體質的人，就會產生難以忍受的過敏症狀，這就是我們所說「秋季花粉症」。

秋季花粉症的養生重點在於加強身體鍛鍊，注意早晚的溫差，特別是因為過敏體質的關係，而引發呼吸道系統疾病的患者，在飲食調節上就需要更加注重，平時少攝取魚蝦海鮮、生冷，以及辛辣酸鹹的食物。

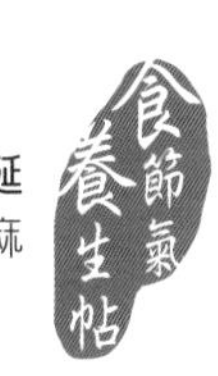

白露過好日，四季流涎

茭白筍、南瓜、蓮子、紅棗、芝麻

安身之本在飲食，合宜食物避病菌

在白露節氣中，要避免鼻腔急病、哮喘病和支氣管病的發生。因患有過敏而引發支氣管疾病的病人，平時就要少吃魚、蝦等海鮮類、韭菜花、黃花、生冷炙燴醃菜、辛辣酸鹹的食物，而是以清淡、易消化，且富含維生素的食物為主。

戰國時期名醫扁鵲：「安身之本必資於飲食。不知食宜者，不足以生存。」由此可知，選擇適合的飲食，才可以遠離病菌，得以生存。

另外，根據醫學研究顯示，高鈉飲食會增加支氣管的反應，因此有呼吸道疾病的患者不宜吃過鹹的食物，在在顯示飲食的重要性。

使肺濕潤，趕走燥邪

「燥」是秋天的主旋律，天氣乾燥，人的身體也會出現一系列「乾燥」的情況：嘴乾、鼻乾、皮膚乾，甚至是「咳咳」不停地咳嗽等。因此，防秋燥就成為人們在白露時最重要的事。

平時就可以吃滋潤的食物，例如玉竹、梨、銀耳、蓮藕、杏仁等，都有助於讓肺濕潤起來，趕走燥邪。抑或是煮些暖身養脾胃的食物，比如一碗熱氣騰騰的小米紅棗粥、猴頭菇排骨湯等。

若是有針對性地進行調理，就可以發揮食物的作用性。例如，生薑、蔥可以預防感冒；荔枝可以預防高血壓、修復受傷組織，同時也可以改善失眠、神經疲憊等症狀；紅蘿蔔也有止咳、化痰的功效。

秋季養生重點在於養肺，每日至少飲用兩千毫升的水；注意飲食調養，就能防止秋燥的侵襲。

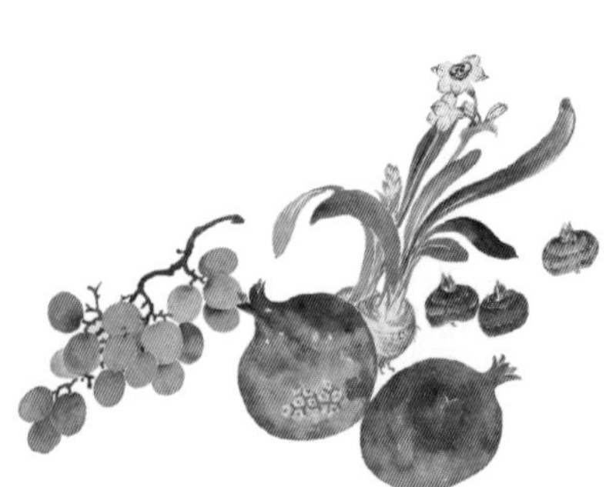

循令食・家の味

◆貝梨燉豬肺

食材：

豬肺兩百五十克

川貝十克、雪梨兩顆

冰糖少許

作法：

一、雪梨切成數塊、豬肺切成片狀，與川貝一起放入砂鍋內，加入適量冰糖。

二、用清火慢慢熬煮至豬肺熟透，即可食用。

◆杏仁奶

食材：

杏仁二十一顆

牛奶兩百五十克

白糖適量

作法：

一、將杏仁去尖後研碎。

二、放入牛奶內去渣，加糖燒開即可食用。

橋危藤絡石江迴樹
生秋日斷蒹葭外伊

金氣秋分，風清露冷秋期半。
涼蟾光滿，桂子飄香遠。
素練寬衣，仙仗明飛觀。
霓裳亂，銀橋人散。
吹徹昭華管。

——北宋・謝逸〈點絳唇〉

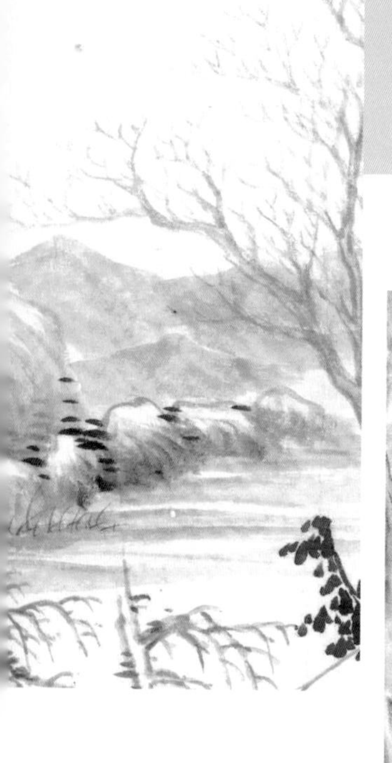

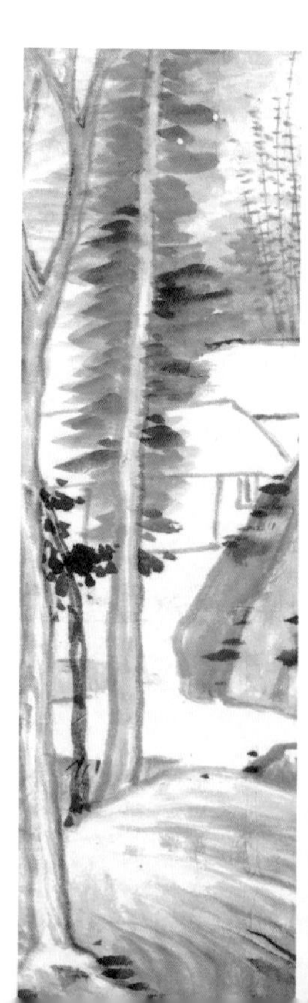

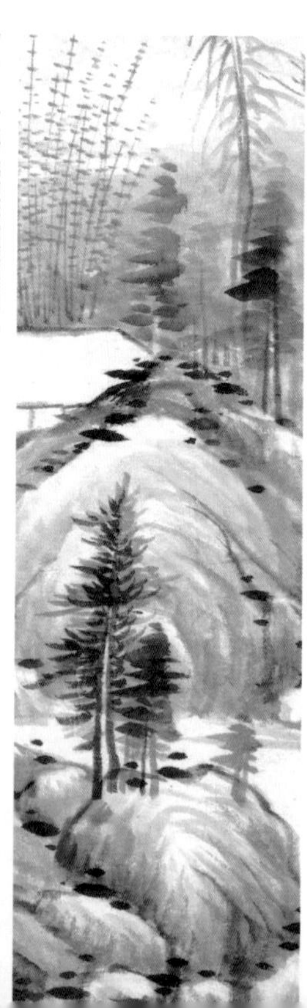

夕陽斜照，一葉落平分秋色

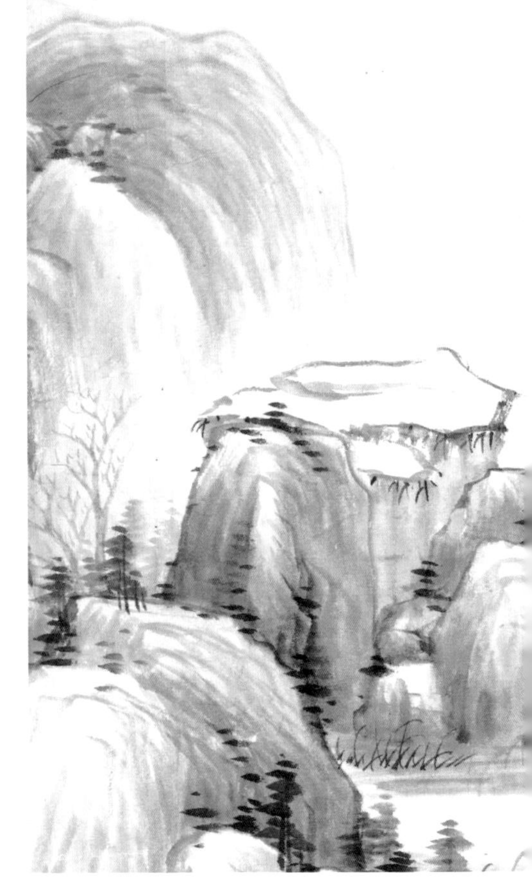

16

秋分

國曆九月二十三前後

秋分秋雨天漸涼，稻黃果香秋收忙，
碾穀脫粒交糧食，山區防霜聽氣象。
——二十四節氣農事歌

說節氣．歲時紀——

秋分

雷始收聲，蟄蟲培戶，水始涸。

仲秋切半，雷始收聲

經常可以在房間窗外的樹木上看見吱喳喳的麻雀，等到麻雀嬉戲散去之後，周遭忽然變得清靜了，熱鬧的叫聲不再，只剩下一排排換成褐色外衣的樹木，獨自站立在人行道上，秋風吹過，只留下葉子互相推擠的颯颯聲，以及乾燥的空氣。

西漢董仲舒《春秋繁露》：「秋分者，陰陽相半也，故晝夜均而寒暑平。」秋天從立秋開始到霜降為止，秋分正好是其中的第四十五天，所以，秋分有分秋的意思，秋天被一分兩半。

秋分，就像是一片金黃的落葉，隨著一陣涼風吹過，溫柔地將整個秋季對半分開。不知不覺間，秋已過半。

《逸周書》：「秋分雷始收聲。」說的是從秋分以後，下雨就不會再打雷了，再也不用擔心夜晚會被驚雷嚇醒；昆蟲也準備冬眠；天氣乾燥，河流的水逐漸減少，秋分時節，可以明顯感受到萬物生機開始收斂起來。

秋分以後，出現暴雨或大雨的機會非常小，但雨水綿綿的次數卻增多了，而每一次雨水過後，就會感覺到涼意又多了幾分，正所謂的「一場秋雨一場寒，十場秋雨好穿棉。」說不定再下幾場秋雨，被收在衣櫃裡的冬衣又是重見天日的時候了，準備度過寒冷的後半年。

人節團圓共賞月，玉盤升起拜月娘

「中秋」一詞，最早源於《禮記．月令》：「仲秋之月養衰老，行糜粥飲食。」

所謂中秋，是因為八月是三秋中間的月份，而十五又恰巧為月中，所以八月十五被稱為中秋。中秋節源自於天象崇拜，由上古時代的秋夕祭月演變而來，在古代人們會在月圓之夜舉辦祭祀活動，到了唐代，為了規範和統一就將月圓之夜——農曆八月十五日定為中秋節。

中秋節是大家最熟悉的節日之一，是秋分最熱鬧也是最溫馨的節慶，這一天外出的遊子基本都回家了，全家一起聚集

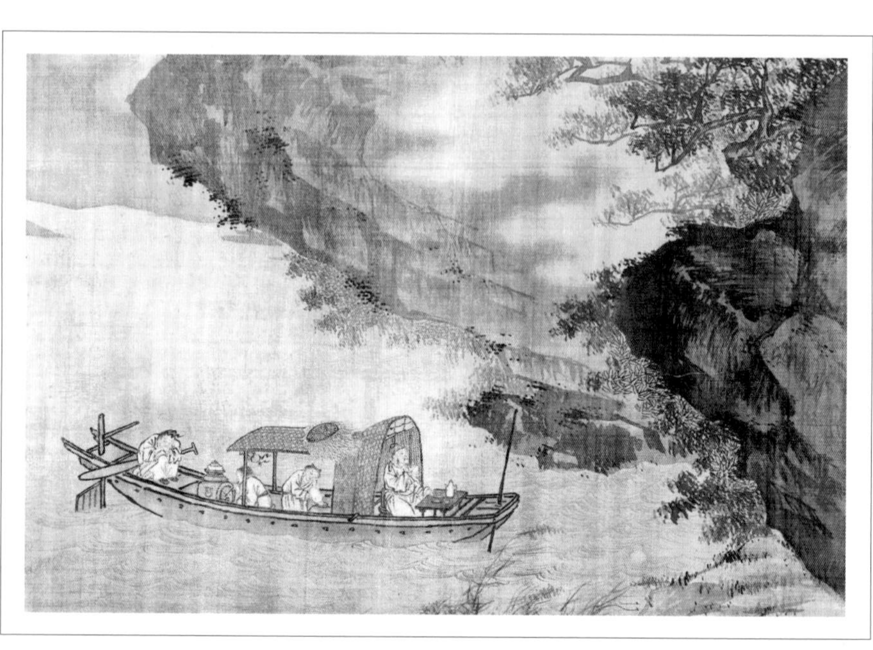

在頂樓吃著月餅，賞著月亮，故又稱「人節」，與農曆七月半的「鬼節」相對應。事實上，「中秋賞月」的風俗從魏晉時期就一直流傳至今日。

中秋節還有另一項習俗，那就是祭月，俗稱「拜月娘」。相傳八月十五日是太陰娘娘（即月娘）誕辰日，故民眾會在戶外擺上一個大桌子，把準備的瓜果粿品一一擺開，待月亮升起時就開始焚香祭拜。有時候大人們還會讓孩子把書本擺放在桌上，祈求可以逢考必過。

中秋的夜晚，媽媽阿姨們拜著月娘，父親一輩則在一旁泡茶聊天，小孩就在一旁玩鬧，既溫馨又熱鬧。

食節氣養生帖

秋分過好日，四季流涎
柚子、棗子、檸檬、茄子

飲食溫潤，宜食辛酸

秋分時節，逐漸衰落的陽氣和逐漸上升的陰氣在這一天達到了平衡。按照《素問．至真要大論》所說：「謹查陰陽之所在，以平為期。」秋分養生的關鍵在於維持人體陰陽的動態平衡，即「陰平陽祕」。

清代醫家費伯雄在《醫醇賸義》中說：「初秋尚熱則燥而熱，深秋既涼則燥而涼。」到了秋分，致病因數也由溫燥轉變為涼燥。

溫燥是燥而熱，有乾咳無痰，或者有少量黏痰不易咳出，還可能會有發燒和輕微怕冷的感覺；而涼燥則是燥而偏寒，病時怕冷、發燒、頭痛鼻塞、咽喉發癢或乾痛、咳嗽，這類病症雖然都不是什麼大病，但如果不及時治療，病情就會更加嚴重，所以應及早治療與預防。

秋分以後，腸胃道對寒冷的刺激非常敏感，如果防護不當，就容易導致腸胃道疾病，可能會出現胃酸倒流、腹脹、腹瀉、腹痛等症狀，因此要注意胃部的保暖，還要注意不吃過冷、過燙、過辣的食物，菸酒也要遠離。本身就有腸胃道疾病的人就需要更加注意，適時增添衣物，避免肚子露在外面而著涼。

秋燥易傷肺，清熱生津

秋分過後漸入深秋，多出現涼燥，正所謂「燥令傷肺」，因此在飲食方面要注意多吃清潤、溫潤為主的食物，例如芝麻、核桃、糯米、雪梨、甘蔗、銀耳、芝麻、板栗等，還可以適當多吃些辛酸味、甘潤，或具有降肺氣功效的蔬果。

以溫潤為主的食物多是湯、粥，例如甘蔗粥、百合粥、冰糖銀耳湯、栗子粥、胡蘿蔔粥，均有清熱潤燥、益氣生津之功效，加上味美，為秋分當令美食。

百合也是秋季適宜食用的蔬菜，百合屬於草本植物，不僅可以食用，甚至可以做為藥用。百合雖然吃起來微苦，但可以潤肺止咳、清心安神，能夠緩解皮膚乾裂、口乾舌燥、咳嗽少痰的病症。不過因為百合性偏涼，腸胃功能不好的人應該少吃為好。

循令食・家の味

◆養生黑米粥

食材：

黑豆五十克

黑糯米三十克

黑芝麻二十克、紅棗十顆

作法：

一、將黑豆、黑糯米浸泡一整夜，瀝乾後備用。

二、取陶鍋加適量的水，放入所有食材，熬煮一個小時。

三、待食材熬煮熟爛後，調味即可。

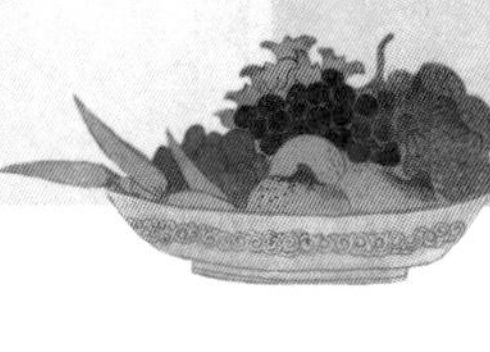

◆全福豆腐

食材：

豆腐兩塊、蘑菇五十克

青菜心十顆、香菇三十克

植物油五十克

醬油二十克

白糖三克

鹽、太白粉水適量

作法：

一、香菇去蒂入沸水泡軟；青菜留菜心，川燙後沖涼。

二、每塊豆腐切五片後，入鍋煎至兩面金黃，添醬油、白糖、精鹽、清水一碗，放入香菇、蘑菇、菜心，燜燒至湯汁濃稠。

三、取出大圓盤，用筷子將菜心裝入盤中鋪底（根向外），豆腐放在菜心上，再將香菇擺在豆腐上，最後擺上蘑菇。將湯汁勾芡，澆在豆腐上。

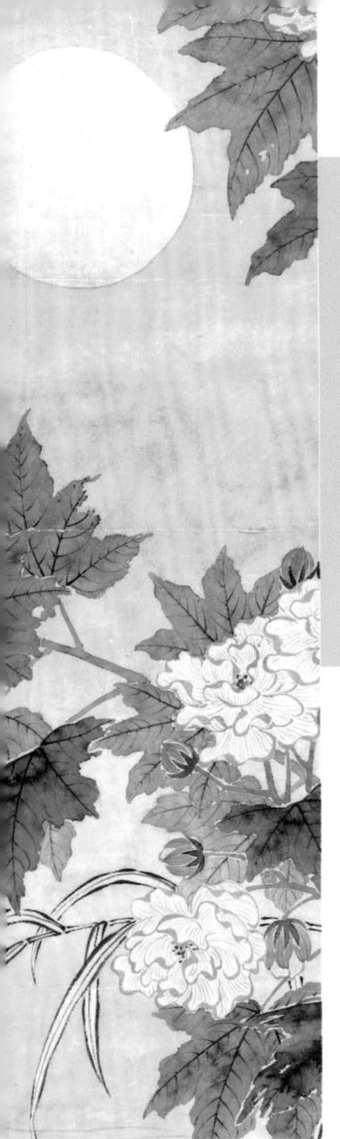

江涵秋影雁初飛，與客攜壺上翠微。
塵世難逢開口笑，菊花須插滿頭歸。
但將酩酊酬佳節，不作登臨恨落暉。
古往今來只如此，牛山何必獨沾衣。

——唐・杜牧〈九日齊山登高〉

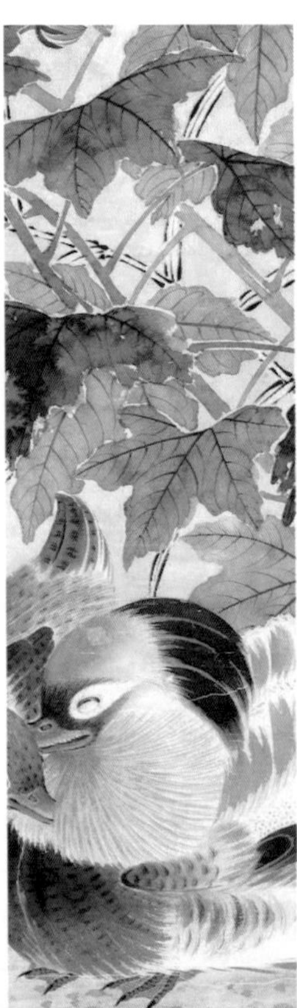

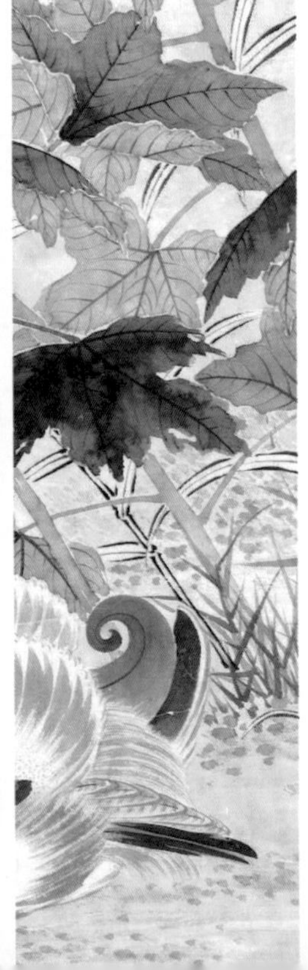

秋深露重，秋蟬噤聲荷葉殘

17

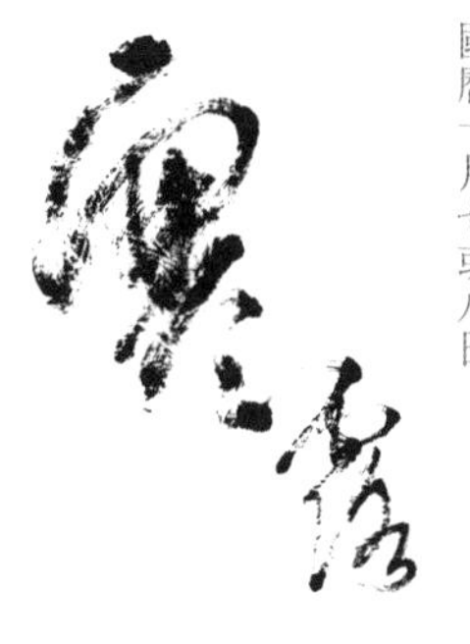

國曆十月七或八日

寒露草枯雁南飛，洋芋甜菜忙收回，
管好蘿蔔和白菜，秸稈還田秋施肥。

——二十四節氣農事歌

寒露

鴻雁來賓，
雀入大水為蛤，
菊有黃華。

露氣凝結，寒光四射

寒露是二十四節氣中第一個帶「寒」字的節氣，此時的氣候變化也就不言而喻了。如果說白露是炎熱到涼爽的過渡節氣，那麼寒露則是涼爽走向寒冷的轉折。

《月令七十二候集解》中這麼描述寒露：「九月節，露氣寒冷，將凝結也。」寒露時節，露水增多，氣溫變得更加低了，小草上的露水，快要凝結成霜，此時的露珠已經寒光四射。寒露是秋季的第五個節氣，也是天氣轉涼的象徵。

時至寒露，西伯利亞來的冷空氣團勢力逐漸增強，亞洲大部分地區氣溫下降快速，晝夜溫差又變得更大了，晨晚略感到絲絲寒意。

緯度高的地區早已呈深秋景象，白雲紅葉，展現在人們的眼前，只剩下驚呼，偶爾還可以看見早霜；緯度低的地方也秋意漸濃，秋蟬噤聲、荷葉凋殘，正是李商隱筆下所寫的「留得殘荷聽雨聲」，差不多就是這個景象了。

老一輩的人到了這個節氣，就會叮嚀：「白露身不露，寒露腳不露。」空氣乾燥的寒露，更顯得冷冽，到了寒露時節，講究的是穿襪子，不再可以光著腳丫的時候了。《詩經》裡的「七月流火，九月授衣。」就是說寒露前後就可以開始準備冬衣了，才能迎接更寒冷的季節。

登高望遠，秋色濃

「秋分颯爽重陽到，秋菊綻放滿院香。」秋分過後，迎來了重陽節，這一天大家會出遊、登高、賞菊等。農曆九月九日是傳統的重陽節，在《易經》中，將六定為陰數，把九定為陽數，所以九月九日這一天兩九相遇，故為重陽。

九九重陽節的登高習俗，起源於兩晉，登高觀景，吟詩作賦，對古人來說自然是人間雅事。除了登高之外，食花糕也是習俗之一，因為「高」與「糕」的諧音，寓意著步步高升，因此古人食花糕有著吉祥之意，正如同明代謝肇淛《五雜俎》所記載：「九月天明時，以片糕搭兒女頭額，更祝曰：『願兒百事俱高。』此古人九月作糕之意。」

而《易經》講究的是陰陽平衡，中和為貴，所以重陽相遇會多災多難，是以重陽節被認為是逢凶之日，因此，人們會在這一天登高、插茱萸、飲菊花酒以避邪躲禍。

除此之外，台灣部分的漳州人在重陽節這一天有「做總祭祀」的習俗，將所有祖先的忌日一起祭祀，這是因為昔日的物資短缺，經濟條件不佳，無法分別祭祀不同的祖先，才會選擇在重陽節這一天統一祭拜。

寒露來了，賞菊登高的日子到了，站在高處眺望底下的濃郁秋色，紅葉如同晚霞般，彷彿替自然染上了色彩，滿山遍野的紅好像會發熱一樣，燙傷了人的眼睛，這個景象會深深烙印在心裡，無法忘懷。

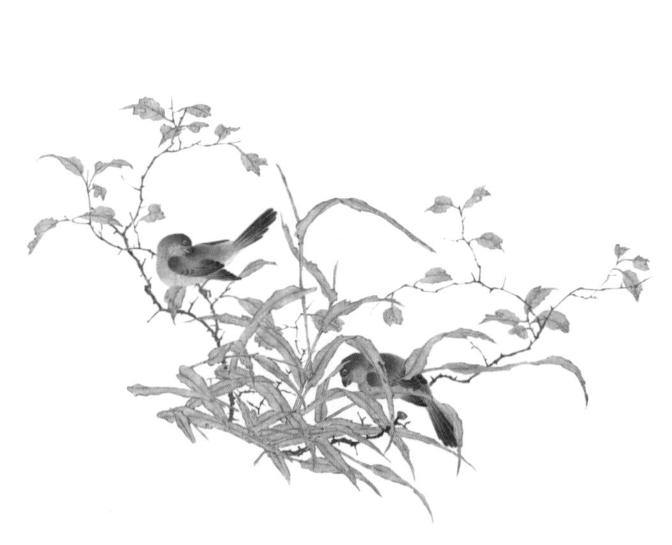

食節氣養生帖

寒露過好日，四季流涎

梨、柑橘、葡萄、香菜、菠菜

多事之秋，秋冬霧易傷肺

秋天幾乎可以說是多事之秋，因為氣溫下降，高血壓疾病、心腦血管疾病、中風、慢性支氣管發炎、哮喘病、肺炎等疾病從這個月起成為多發病。根據研究顯示，十月末到十一月初是高血壓病發的第一個高峰期，有百分之九十以上的中風病人都有高血壓病史，因此中風病人明顯增多與氣溫有著密切的關係。

老話說：「秋冬霧，殺人刀。」寒冷乾燥的空氣都會經過「肺」這個氣體交換站而進入體內，此時若不加以保護，不僅會誘發一些呼吸道疾病，甚至落下病根，時不時復發。過了寒露，早晨的霧氣更加寒冷濃重，吸入寒冷空氣會對肺部造成很大的損傷。

預防涼燥，由甘先入脾

《素問・至真要大論》曰：「甘先入脾。」寒露時宜常吃甘淡補脾的食物，如山藥、大棗、糯米、鱸魚、鴨肉、蓮子等。

許多人便開始重視起秋冬的進補，甚至有「秋冬進補，開春打虎」的說法，然而即便是到了寒露，我們的脾胃尚未適應氣候的變化，所以不需要急於大補，需要先調理一下脾胃，讓它可以做好之後冬季大補的準備！

以下是對於各種身體狀況的人，所整理出來的建議，提供參考：

脾虛者 症狀表現為容易倦怠、乏力，時有腹瀉、面色蠟黃等，需要在專業醫生的診斷下服用藥物。

胃火旺盛者 症狀表現為胃中常有灼熱感、喜歡喝冷飲冰食、口臭、便秘等，應適度攝入苦瓜、黃瓜、冬瓜、苦丁茶，讓胃火降低後再行進補的計劃。

消化能力弱者 大多為老年人或兒童，可以吃點山楂、白蘿蔔等食物，然而症狀嚴重者，須在醫生的診斷下服用藥物。

想要遠離疾病侵擾，對辛辣或燻烤類的食物就得減少攝取，才可以安然度過美好的秋天。

循令食・家の味

◆山藥桂圓紅棗湯

食材：

山藥一百五十克
桂圓五十克
紅棗十顆
冰糖少許

作法：

一、將山藥去皮切塊，紅棗和桂圓泡水備用，接著取出電鍋，放入所有材料。
二、外鍋加入適量的水，煮二十五分鐘。
三、等到開關跳起，再加入冰糖調味，即可享用。

◆銀耳蓮子百合排骨湯

食材：

銀耳七十五克
百合一百克
排骨五百克
薑、蔥適量、鹽少許

作法：

一、排骨放入水中川燙，去除雜質。
二、將銀耳、百合清洗後備用。
三、將所有食材放入鍋中加水後，開中火熬煮開中火。
四、待水滾後，轉小火煮四十分鐘

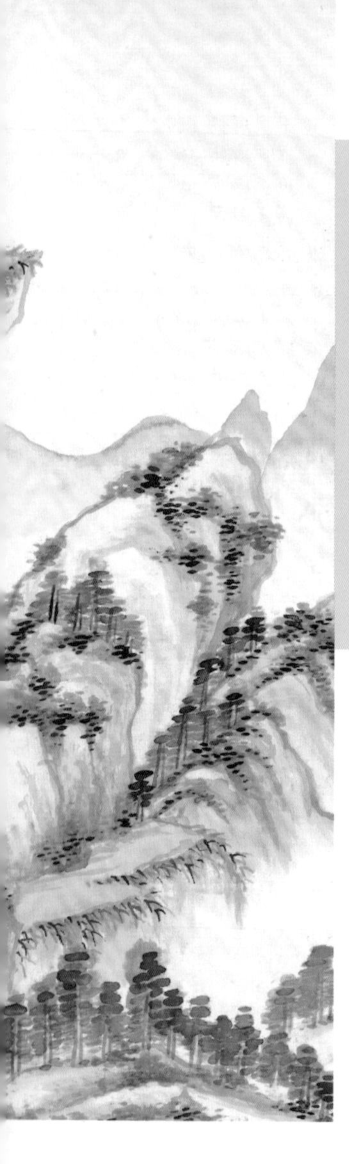

山明水淨夜來霜，
數樹深紅出淺黃。
試上高樓清入骨，
豈如春色嗾人狂。

——唐・劉禹錫〈秋詞其二〉

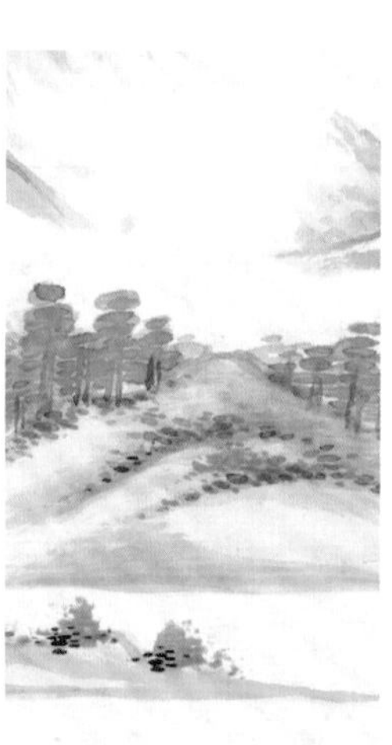

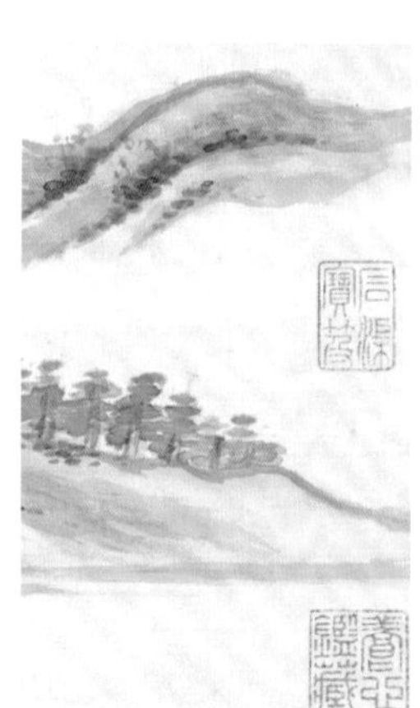

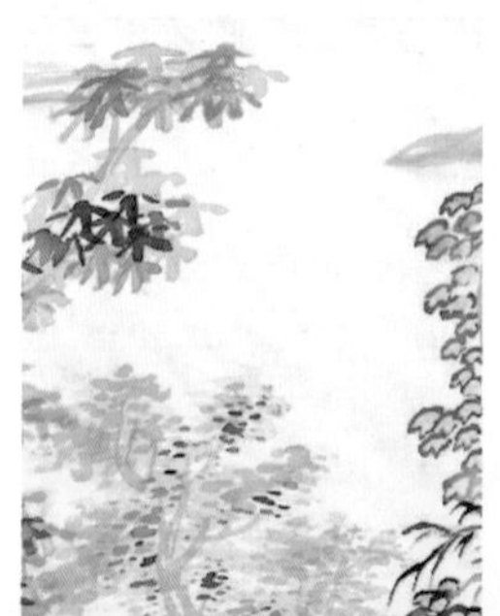

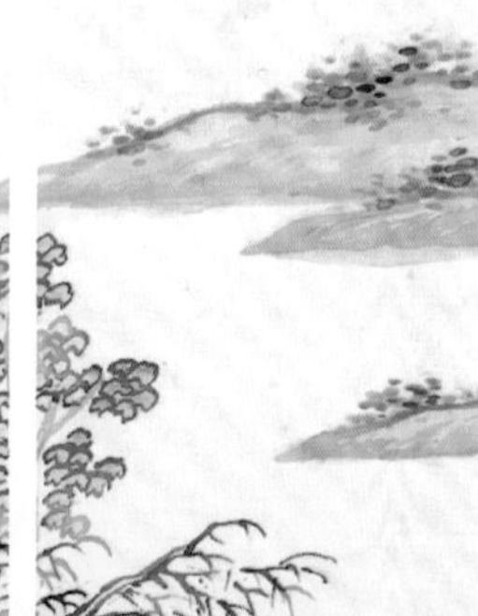

樹深紅出淺黃，最後一抹秋色

18

霜降

國曆十月二十三或二十四日

霜降結冰又結霜，抓緊秋翻蓄好墒，
防凍日消灌冬水，脫粒曬穀修糧倉。

——二十四節氣農事歌

霜降

豺乃祭獸，草木黃落，蟄蟲咸俯。

九月中，露結為霜

時間如白駒過隙，秋風逐漸被寒風取代，秋霜已經凜然而至。在十月底的這一天，我們迎來了霜降，這是秋天的最後一個節氣，接著就是冬天的來臨。

《月令七十二候集解》中有記載：「九月中，氣肅而凝，露結為霜矣。」古時候的人們以為「霜」是從天上降下來的，所以就把這個節氣取名為「霜降」，事實上，霜和露水都是由空氣中的水汽凝結而成。

窗外的草上被白色的霜佔據，在清晨的陽光下熠熠發光。霜降比起寒露來說，氣溫又更低了，多數地區甚至在夜晚會降溫到零度以下，因此空氣中殘留的水氣就會在地面上凝結成白色的結晶體，這就是我們所說的「霜」。

在這個時節，大多數的植物即將停止生長，草木開始逐漸轉黃，樹木枝條上的樹葉開始一片片離開，最後將呈現深秋寂靜的景象。

霜降過後，寒冬步步緊逼，萬物開始冬眠，進入養精蓄銳的時光，花草樹木不再奪人炫目，將其鋒芒收斂起來，靜靜等待著春天的萌發。

霜降吃丁柿，不會流鼻涕

到了霜降的時候，柿子已經成熟了，柿子樹上滿滿的果實，柿子的顏色深淺不一，青裡泛黃，黃裡透紅，目光所及就像是節慶時看見的燈籠，高高掛起，喜慶得很。

柿掛枝頭，霜降時節就是要吃紅柿子。對於這個習俗的說法是：「霜降吃丁柿，不會流鼻涕。」但在民間流傳著一個傳說：明朝皇帝朱元璋在一次霜降時，因長久未進食而餓得兩眼發黑，發現路邊有一棵結滿了紅彤彤的柿子。朱元璋興奮極了，使出渾身的力氣爬到樹上，吃了一頓柿子大餐，這才得以從閻王爺手中搶回一條小命。最重要的是，讓他一整個冬天都沒有流鼻涕，也沒有裂嘴唇。

這個故事在民間流傳開後，逐漸形成了在霜降吃柿子的習俗。

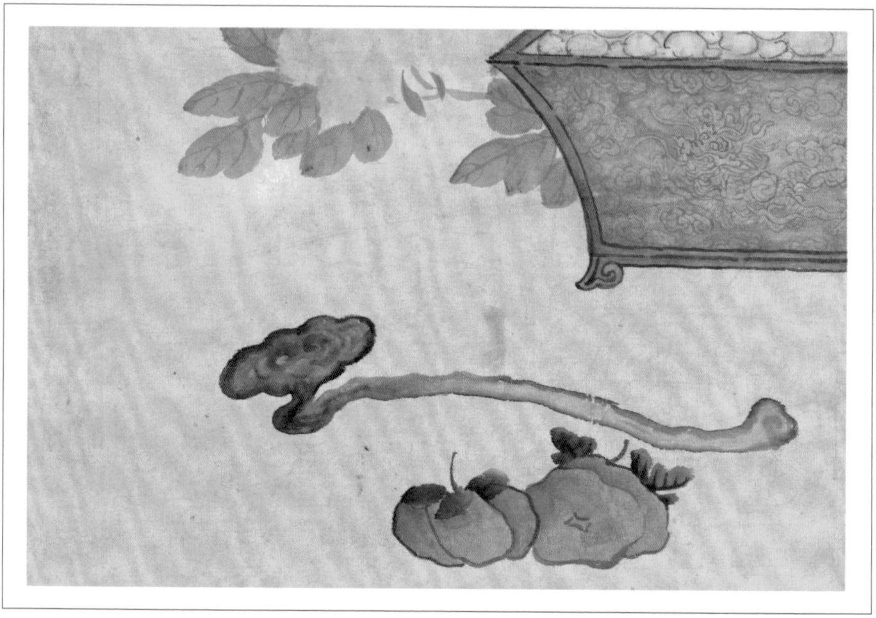

但其實最主要的原因是，柿子的最佳成熟期就在霜降前後，俗話說：「霜降摘柿子，立冬打軟棗」、「霜降不摘柿，硬柿變軟柿」。這個時候的柿子皮薄肉厚、汁多味甜，完全是最好吃的狀態，屬於該時節最應景的水果。

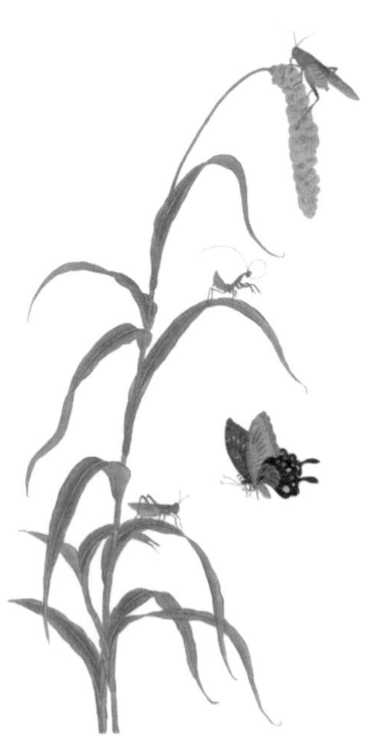

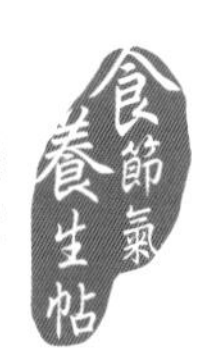

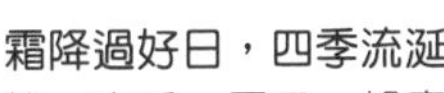

霜降過好日，四季流涎

柿子、銀耳、石榴、南瓜、栗子、蜂蜜

霜降淡補，潤燥生津

霜降是秋季的尾巴，是過渡到冬季的節氣。霜降時節，養生保健尤為重要，民間諺語：「一年補透透，不如補霜降」，足見這個節氣對我們的影響。

秋補比冬補更加重要，在這個時候就替冬天進補打下基礎，之後的養生補氣才更有效果。

這個時節，身體的氣血開始收斂，飲食養生要以平補養肺潤燥、益氣健脾養胃為原則，秋補建議多攝取牛奶、羊肉等高蛋白食物，栗子、蜂蜜等時令食物亦不可少。

霜降時節，燥邪之氣易侵犯人體，可能出現咽乾、鼻燥、皮膚乾燥等「秋燥」

症狀，可以食用柿子來緩解肺燥所致咳嗽、咽痛；胃燥致使口乾、口渴等病症。根據《本草綱目》記載：「柿乃脾肺血分之果也，其味甘而氣平，性澀而能收，故有健脾、澀腸、止血之功。」它也曾被簡文帝讚為「甘清玉露，味重金液。」

不過吃柿子也要注意，柿子含有較多鞣酸、單寧和果膠，這些物質遇到胃酸，會凝結成硬塊沉澱在胃中，這硬塊就是「結石」。

若結石長期留在胃中，容易引起胃黏膜充血、潰瘍等，甚至胃穿孔，導致消化道出血，危及生命。所以，千萬切記勿吃未成熟的柿子，也不要在空腹時食用柿子。

除了柿子以外，柑橘、石榴、葡萄、大棗、香蕉等水果也同樣富含人體所需的多種營養物質，具有滋陰養肺、潤燥生津的功效，能夠有效預防「秋燥」。霜降飲食，以淡補為原則，尤其要注意養胃。

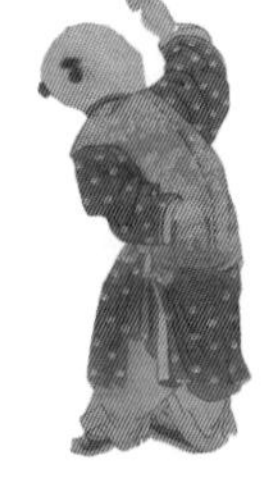

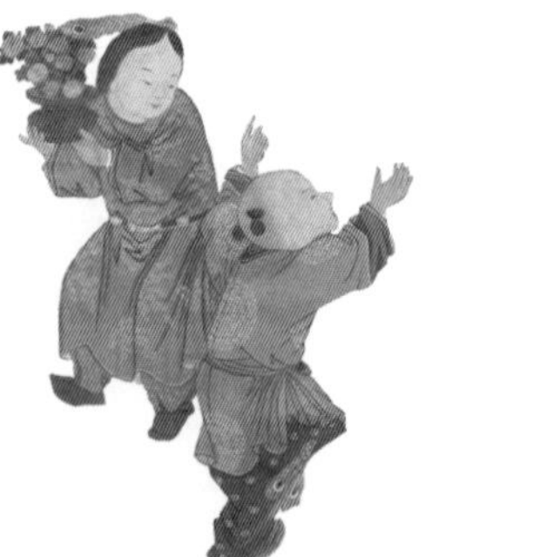

循令食・家の味

◆翡翠銀耳蘿蔔粥

食材：

小米一百七十五克
銀耳七十五克
菠菜、胡蘿蔔、
豬瘦肉各五十克
蔥、薑、料酒、精鹽適量

作法：

一、將食材清洗乾淨後，銀耳撕成小片；菠菜擇去根部、黃葉切段；胡蘿蔔削皮切成丁；豬肉切丁。
二、倒水於鍋內，下小米、豬肉丁攪勻，煮至半熟後，下銀耳、蔥、薑，煮至七成熟，再挑出蔥、薑。
三、放入胡蘿蔔丁、料酒，煮至熟爛後下菠菜段、精鹽攪勻，煮至菠菜熟透，裝碗即成。

◆白果蘿蔔粥

食材：

白果六粒
白蘿蔔一百克
糯米一百克
白糖五十克

作法：

一、蘿蔔洗淨切絲，放入熱水川燙備用。
二、先將白果洗淨，與糯米同煮，待米熟軟時倒入白糖文火煮十分鐘。
三、拌入蘿蔔絲即可盛盤食用。

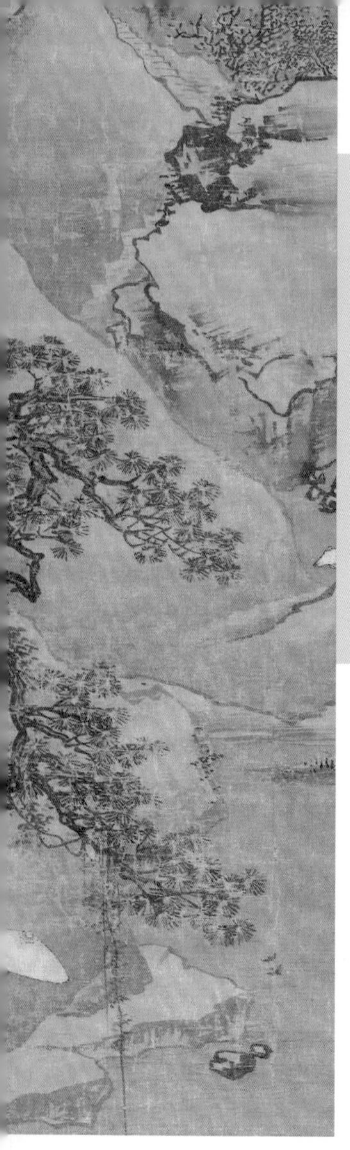

凍筆新詩懶寫，
寒爐美酒時溫。
醉看墨花月白，
恍疑雪滿前村。

——唐・李白〈立冬〉

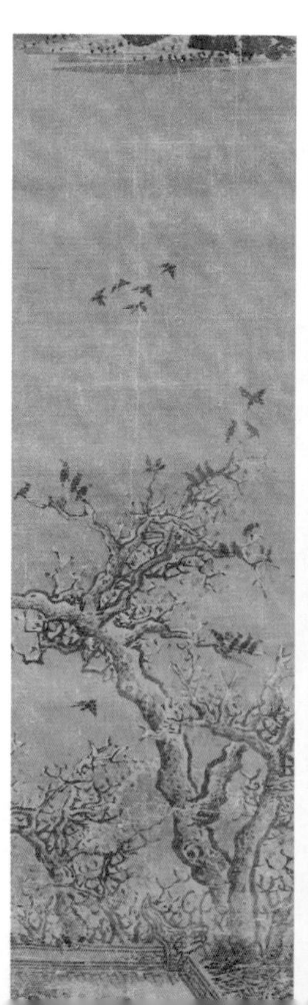

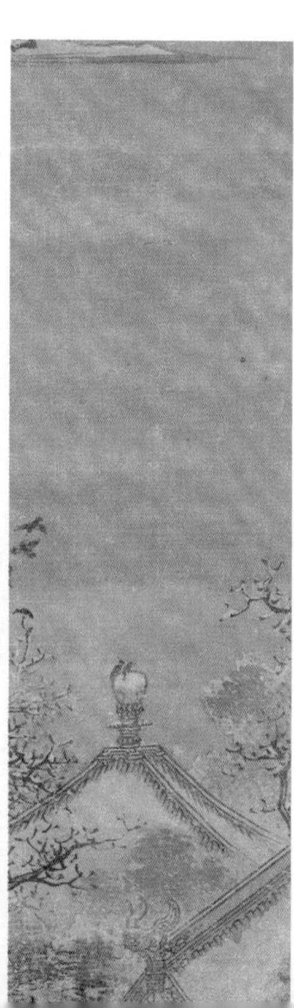

秋深漸入冬，吃餃子禦凍耳

19

立冬

國曆十一月七或八日

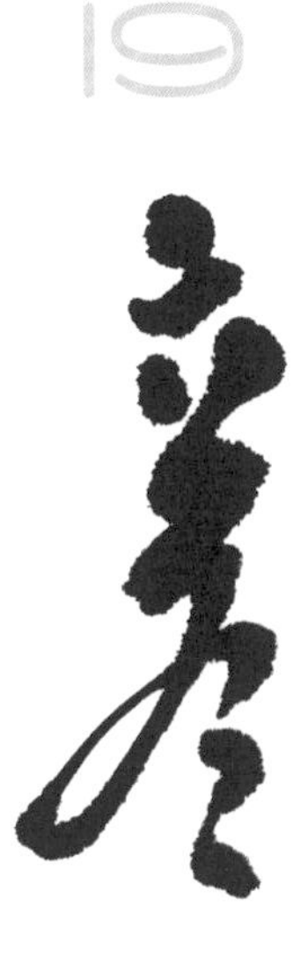

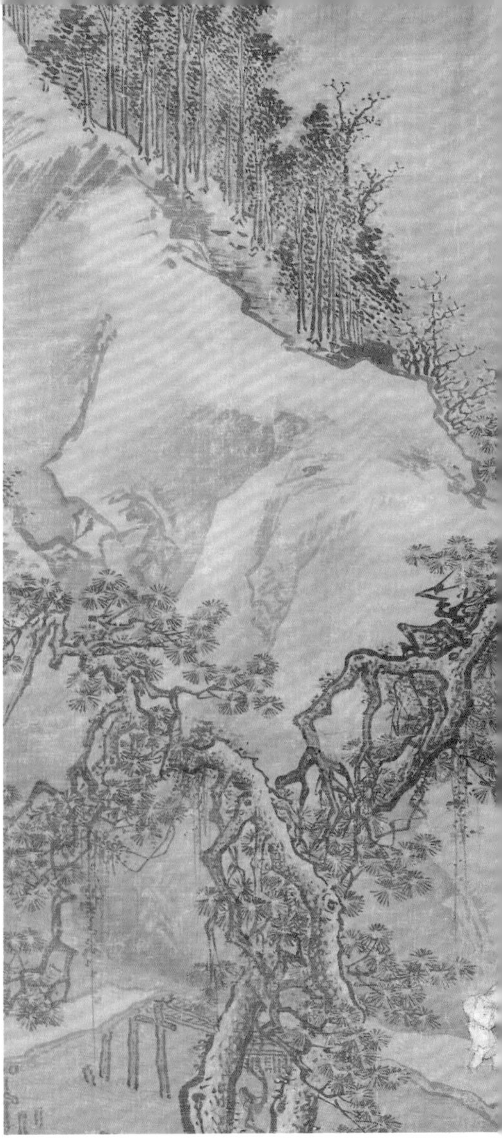

立冬地凍白天消，羊隻牲畜圈修牢，
培田整地修渠道，農田建設掀高潮。
——二十四節氣農事歌

說節氣．歲時紀——

立冬

水始冰，地始凍，雉入大水為蜃。

未品濃秋已立冬，萬物休生養息

「北風潛入悄無聲，未品濃秋已立冬。」秋景尚未完全消盡，立冬便踩著厚厚的落葉，披著清澈的藍天，伴著微寒的冷風，粉墨登場了。立冬，拉開了冬季的序幕。

《月令七十二候集解》中記載：「立，建始也。冬，終也，萬物收藏也。」、「萬物歸避寒冷，糧進倉，菜入窖，動物眠之。」立冬的「冬」字同「終」，冬季即將到來，農活也都結束了，開始做儲物的準備；動物們也需尋找棲身之地，進入冬眠期；萬物也要開始聚藏能量，抵禦寒冷。

這是十分重要的節氣，也是人們進補的

最好時機。

古代民間習慣以立冬當作冬季的開始，但實際上若是按照氣象學的標準來看，必須要連續五天日平均氣溫小於等於十度，才算是真正進入冬天，因此從氣候學的角度來看，在「立冬」時節，所以很多地方實際上只是在秋、冬兩個季節之間的轉換期和過渡期。

立冬吃餃子，冬天不掉耳

小小的手捏著餃子皮，生怕一不小心就讓它溜了，在中央填入餡料，再將其對折用力捏緊，將餡料緊緊地封進皮內。每當立冬時，長輩都會包著一大盤的餃子，小孩則在一旁湊著熱鬧。餃子狀似半月，兩邊翹翹，中間因餡料而呈現圓滾滾狀，別緻又可愛。

關於立冬節氣吃餃子這一習俗，最早也是來自於古代。對於古人來說，立冬「拜冬」是一件大事，為了討一個好彩頭，吃與諧音「交子」相近的餃子，還能防冬天凍掉耳朵。

相傳是東漢醫聖張仲景首創，全名叫作「祛寒嬌耳湯」。張仲景所發明的嬌耳湯其實是一味祛寒藥，是用麵皮包裹著羊肉、胡椒等溫中散寒的食材。當張仲景奔波多年回到家鄉時，看見鄉民父老因為傷寒而遇到難關，醫聖便以嬌耳醫治鄉民凍傷的耳朵，正是「立冬不端餃子碗，凍掉耳朵沒人管」的由來。

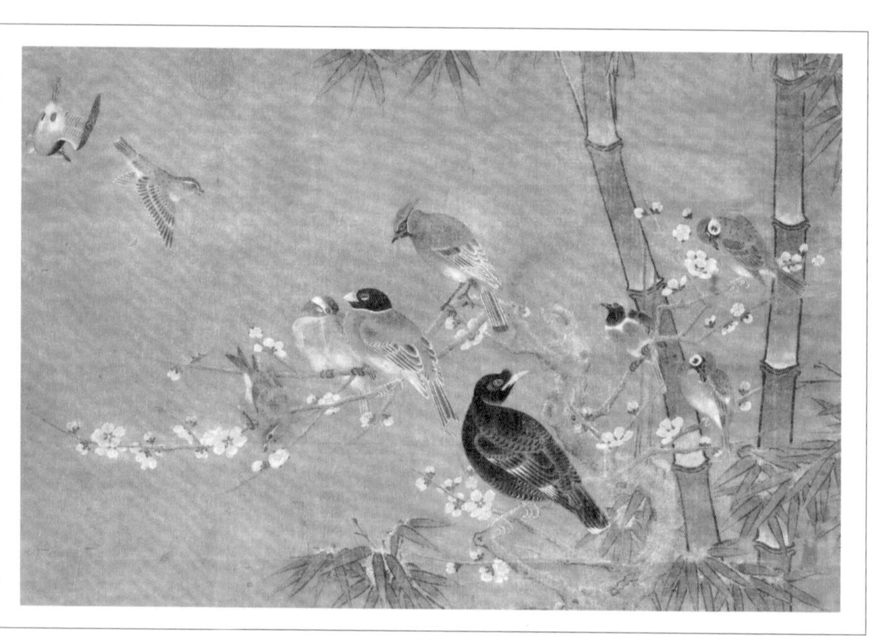

食節氣養生帖

立冬過好日，四季流涎

白菜、蘋果、甘蔗、菱角、桔子

暖寒交替，著「藏」防「燥」

「三九補一冬，來年無病痛。」立冬後，天氣更加寒冷，早晚溫差增大，暖寒交替之際，最容易受寒感冒，所以這時的養生要著眼於「藏」，注意防「寒」。

立冬後，高血壓、心臟病患者的病情往往會加重，預防尤其重要。患者應及時增添衣物，建議在入冬前做一次全面的身體檢查，對用藥進行必要調整。

另外，身體若是缺少維生素，易導致便秘，當如廁過於費力往往是心血管事件的誘因，應多攝取水果、蔬菜等富含纖維的食物，保持排泄通暢。這個季節也是慢性支氣管炎和哮喘病的高發期，這類患者應避免寒冷的刺激，到公共場所應戴口罩，以防交叉感染。

冬天的氣候本來就相較夏天乾燥，再加上寒冷，因此會在家中開啟暖器取暖，使用暖器會造成環境周遭濕度下降不少，本來已經很乾燥的空氣變得更乾燥，會使鼻咽、氣管、支氣管黏膜脫水，彈性降低，當吸入空氣中的塵埃或細菌時，無法很快清除出體外，容易誘發呼吸系統疾病。乾燥的空氣會讓表皮細胞脫水，皮膚變得粗糙，甚至裂開。

所以，使用暖器時要注意濕度，發現周遭過於乾燥時，可以用濕拖把拖地或是在暖器周圍放置一杯水，以增加濕度。

立冬補冬，應食性溫甘潤之品

從古至今一直都有「立冬補冬」的習俗，人們在此時進行食補，是為了抵禦冬天的嚴寒。因此，立冬後飲食應以增加熱量為主，可適當多吃瘦肉、雞蛋、魚類、乳類、豆類及富含碳水化合物等食物。但立冬進補不宜過於燥熱，應選擇清補甘溫之味和甘潤生津之品，如烏骨雞、鴨、核桃、銀耳、蜂蜜、蓮藕等。

很多人一到冬天就容易發生口腔潰瘍、便秘等症狀，這是因為冬天是蔬菜生產的淡季，導致維生素攝取不足，所以在冬季可以適當吃些薯類，如甘薯、馬鈴薯，補充體內流失的維生素，但到了科技發達的今日，許多蔬菜在冬季也可以買得到了，多吃蔬菜可以防止便秘費力，而避免心血管疾病發作。

循令食·家の味

◆黑芝麻粥

食材：

黑芝麻二十五克

米五十克

作法：

一、將黑芝麻炒熟後，研磨備用。

二、將粳米洗淨與黑芝麻粉入鍋，用大火煮沸後，改用小火熬煮成粥。

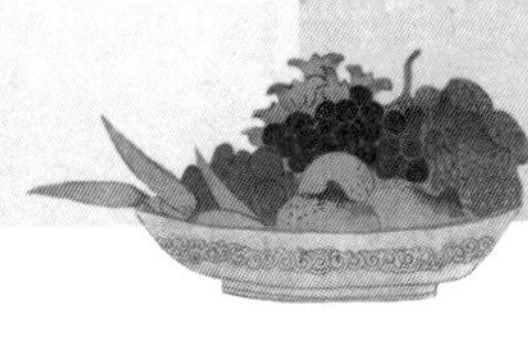

◆紅豆紫米桂圓粥

食材：

紅豆三十克

紫米三十克

桂圓九克

冰糖十克

黑糖十克

水兩百克

作法：

一、紅豆洗淨，裝盒泡水淹過紅豆表面，冷凍隔夜備用；紫米洗淨泡水約三十分鐘。

二、將紅豆冰塊跟紫米放入電鍋，外鍋倒入兩杯水，起跳後約悶一小時，外鍋再加一米杯水再蒸起跳悶半小時。

三、此時紫米紅豆粥水分較少，內鍋加入一米杯水，這時放入冰糖、黑糖輕輕稍微攪拌，外鍋再倒入半米杯水。起跳燒悶至少一小時即可。

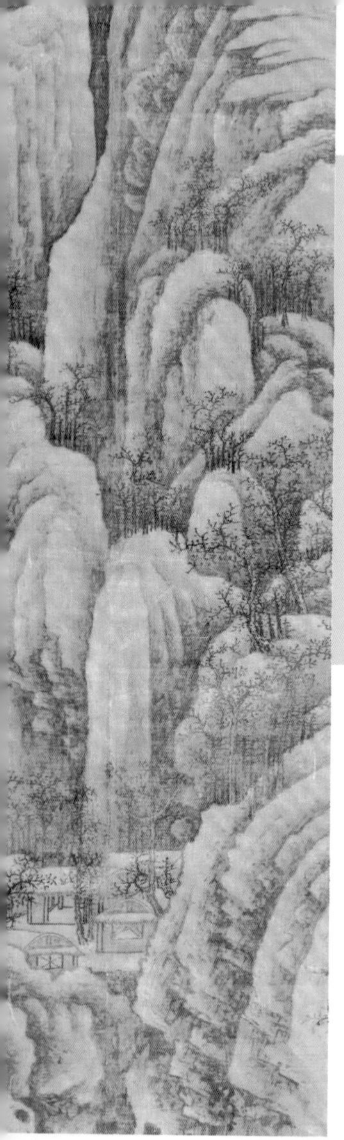

牆角數枝梅，
凌寒獨自開。
遙知不是雪，
為有暗香來。

——宋・王安石〈梅花〉

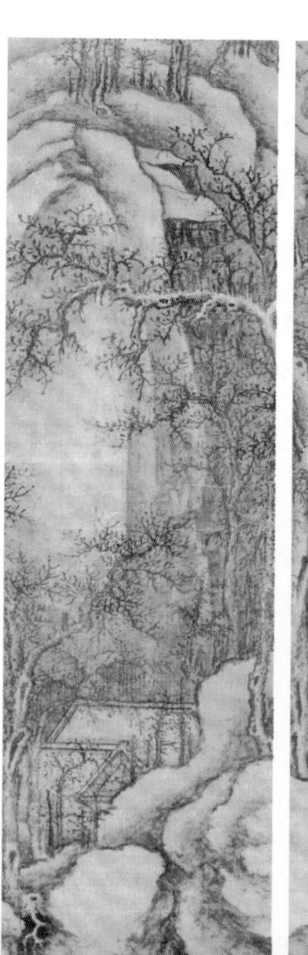

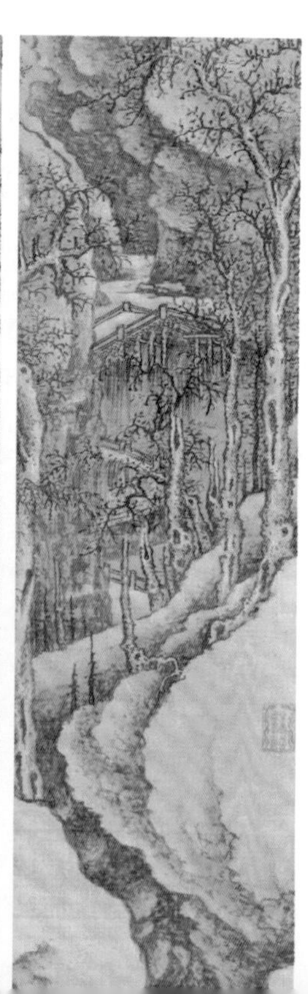

天地初寒，閉塞而成冬

20

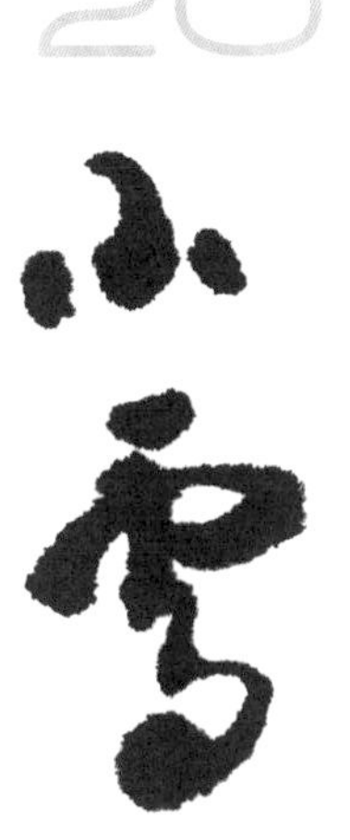

國曆十一月二十二日前後

小雪地封初雪飄，幼樹葡萄快埋好，
利用冬閒積肥料，莊稼沒肥瞎胡鬧。

——二十四節氣農事歌

說節氣．歲時紀——

小雪

虹藏不見，
天氣上升地氣下降，
閉塞而成冬。

小雪飛滿天，來歲是豐年

冬天沒有春天的綠意，沒有夏天的生機，也沒有秋天的碩果，但有白雪皚皚。雪花飄落，落地沒一會兒就化了，好似給大地披上了一件白紗。

恰逢小雪，總是會想起這首詩：「綠蟻新醅酒，紅泥小火爐。晚來天欲雪，能飲一杯無？」（唐．白居易）不知不覺間，小雪節氣已經到來了。

《月令七十二候集解》曰：「十月中，雨下而為寒氣所薄，故凝而為雪。小者未盛之辭。」《群芳譜》亦有：「小雪氣寒而將雪矣，地寒未甚而雪未大也。」

小雪是節氣中第二十個節氣，小雪的到來，意味著冬季降雪即將拉開大幕。

伴隨著小雪節氣而來的，是日漸寒冷的天氣。此時，西北風開始成為常客，氣溫驟降，逐漸降到零度以下，但大地尚未過於寒冷。雖開始降雪，但雪量不大，故稱「小雪」。雖說在這個節日緯度高的地區都紛紛轉入冬天，但台灣有時氣溫還是很高，俗稱「十月小陽春」。

俗語道：「小雪飛滿天，來年是豐年。」乍看好像是誇大了，但仔細想想仍有其道理。如果下雪了，田地裡的害蟲就會被雪凍死，減少了害蟲對莊稼的侵害，同時雪融化後，給莊稼地增加了水分，能大大緩解旱情，基於上面兩點，第二年的莊稼自然就更容易獲得大豐收，與「瑞雪兆豐年」有著異曲同工之妙。

冬臘禦冬，建醮還願

「冬臘風醃，蓄以禦冬」，小雪後氣溫急劇下降，天氣變得乾燥，是加工臘肉的好時機，如果天氣熱，臘肉很容易發臭，而小雪過後，氣溫基本就呈直線向下的狀態，不太會發生反彈。農家開始動手做香腸、臘肉，把多餘的肉類用傳統方法儲備起來，等到春節時正好享受美食，也可以拿出來當做年貨，慢慢地便成了習俗。

從小雪開始，一串串逗人饞涎的臘肉臘腸，又會出現在很多人家的屋簷下、陽臺上。古老的智慧和傳統習俗所醃製出的美味，將我們的味蕾一遍遍喚醒。

在中國南方地區，有小雪時節吃糍粑的

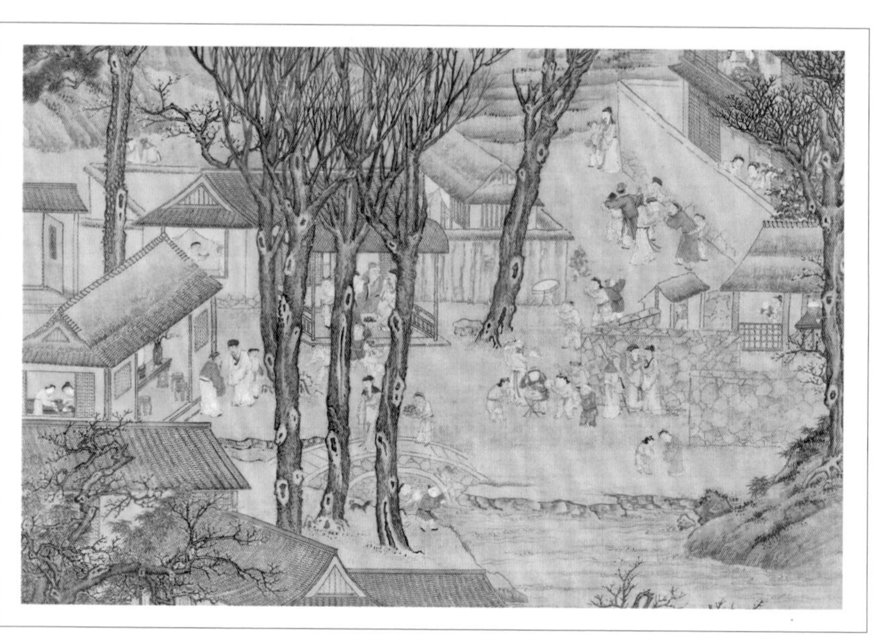

習俗。糍粑是由糯米蒸熟後，再通過特製的石材凹槽沖打而成，糍粑柔軟細膩，味道極佳。古時，糍粑是中國南方地區傳統的節日祭品，最早是農民用來祭牛神的供品。

小雪時，烏魚群、旗魚、沙魚等會在小雪前後來到臺灣海峽，臺灣中南部海邊的漁民們會開始曬魚乾、儲存乾糧。

在台灣，民間有「謝平安」的宗教祭典。活動主要為「建醮」以酬神還願，感念上蒼保佑農作豐收、祈福祈安，並準備「紅龜粿」作為祭品；農曆十月十五日又做「下元節」，是水官大帝的誕辰日，相傳此日水官大帝會下凡為人民解厄，故這天又稱「消災日」。

食節氣養生帖

小雪過好日，四季流涎

花椰菜、蒜、芹菜、筒筍

秋冬養陰，補養腎氣

小雪前後的天氣，天空都是陰冷晦暗，甚至空氣也會感到一絲絲的壓抑，此時人們的心情也會受其影響，特別是那些患有抑鬱症的朋友更容易加重病情。因而，為避免冬季給人們的健康帶來不利影響，在此節氣裡，一定要學會調養自己的情緒，保持樂觀積極的心態，節喜制怒。

冬季飲食對正常人來說，應當遵循「秋冬養陰，無擾乎陽」的原則，既不宜生冷，也不宜燥熱，簡而言之就是平補，最宜食用熱量較高的膳食，如腰果、山藥、芡實、核桃、花生等。

具體來說，這個季節宜吃溫補性食物和

益腎食品。黑色食物補腎，所以到小雪時節，也要多吃黑色的益腎食物，如黑米、紫米、黑豆、黑芝麻、黑木耳、黑棗等，不僅可以補養腎氣，還可以抵抗寒冷、潤肺生津，具有很好的保健功能。

秋冬養陰，補養腎氣

冬天多喝熱粥有益健康，如小麥粥可以養心除煩，蘿蔔粥可以消食化痰，或是可以益氣養陰的大棗粥等。

另外，冬天喝雞湯是人間至樂！雞湯有很好的補虛功效，冬季多喝有助於提高人體免疫力；魚湯則有健脾開胃、止咳平喘等功能。

醫生最常說的話就是：「多喝水。」喝水可以促進新陳代謝，最好在每天清晨空腹喝一杯溫開水，還能降低血液黏度，預防心腦血管疾病；蜂蜜水可潤燥解毒；白蘿蔔水能清熱利尿；梨子水可以潤肺止咳，這些都是不錯的選擇。

吃苦味的食物可以防「上火」，尤其是小雪時節，外面寒冷，屋內燥熱，再加上人們穿得多，很容易出現口乾舌燥、口腔潰瘍、皮膚乾燥的症狀，也就是我們所說的「上火」了。

因此，少吃辛辣食物，多喝水，戒菸戒酒，適當多吃些芹菜、茼蒿、生菜、苦菊等苦味食物，歡喜度過這個十月小陽春。

循令食·家の味

◆銀杞明目粥

食材：

銀耳十五克
枸杞十克
雞肝一百克
粳米五十至一百克
調料適量

作法：

一、將銀耳泡水發漲後，撕成小片，雞肝切成薄片。
二、粳米煮粥，待粥六分熟後放入銀耳、雞肝、枸杞，繼續熬煮至熟。
三、適當調味，即成。

◆豬脊肉粥

食材：

豬脊肉六十克
白米九十克

作法：

一、清洗豬肉、切絲。
二、用香油略炒後，加入清水、米煮粥。
三、適時加入鹽、花椒等調料，再煮沸就可食用。

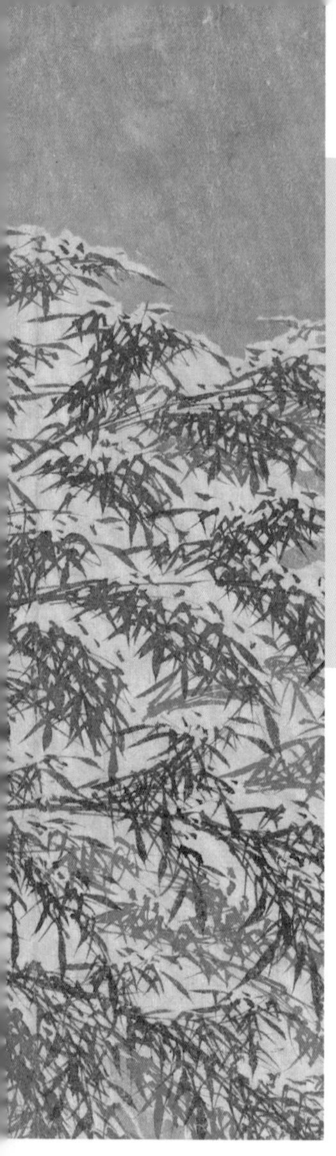

狂風昨夜吼稜稜，
寒壓重衾若覆氷。
節氣今朝逢大雪，
清晨瓦上雪微凝。

——元末明初・陶宗儀
〈十一月朔大雪節早見雪〉

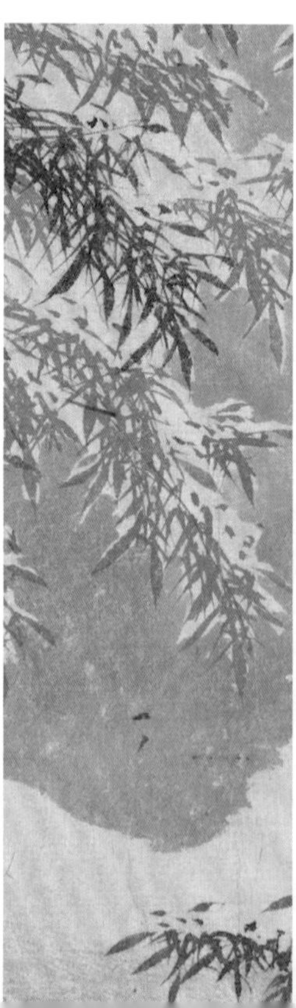

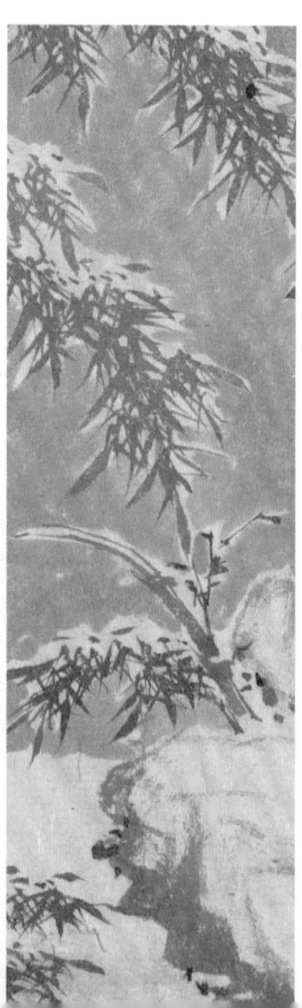

千里冰封萬雪飄，仲冬荔挺出

21

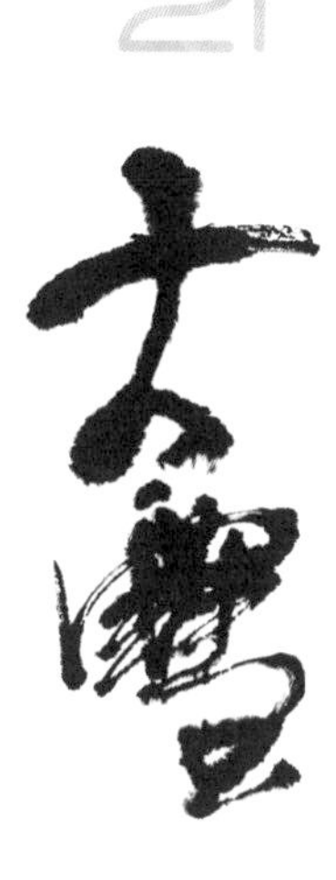

國曆十二月七或八日

大雪臘雪兆豐年，多種經營創高產，
及時耙耘保好墒，多積肥料找肥源。

——二十四節氣農事歌

大雪

鶡鴠不鳴，虎始交，荔挺出。

北風捲地，大地靜謐

《月令七十二候集解》：「大者，盛也，至此而雪盛也。」《群芳譜》：「大雪，言積寒凜冽，雪至此而大也。」

作為節氣，大雪和小雪一樣，都是表示在某一時期，降雪的起始時間和雪量程度。從字面的意思來解釋，到了大雪的節氣，雪也會越下越大，但並不是指這天一定會下雪，而是表示降雪的可能性比小雪更大。同時，它也是冬季的第三個節氣，氣溫將變得更低，白晝也將變得更短。

「大雪」標誌著冬天正式開始，水面凝冰，北風捲地，就連常在枝頭嘰喳吵鬧的鳥兒也甚少作聲了，大地陷入一片寂寥靜謐。

雪，自古備受文人墨客的喜愛，大雪紛飛時，邀請幾位好友圍爐趣話，飲酒作詩：「千里冰封，萬裡飄雪」、「雪花飛舞，漫天銀色」，形容出他們所看見的迷人景色，但在台灣幾乎很難見得到這種情景，即便接二連三的寒流襲台，也只有在玉山、合歡山等有一定高度的高山才看得到雪花飄落。

我們也只能藉著文字，用想像力去感受雪花紛紛飛揚、瑩白如玉的景象了。

瑞雪豐年，麥收不會薄

在農耕文化裡，大雪是和豐年黏在一起。常說「瑞雪兆豐年」，嚴冬積雪覆蓋大地，就像是一層鬆厚的棉被，隔絕了冷空氣的侵襲，保持地面及作物周圍的溫度，不會因寒流而降溫得厲害，為冬天的作物創造了良好的過冬環境。

「雪水化成河，麥收不會薄」、「冬雪消除四邊草，來年肥多害蟲少」，時至今日很多關於大雪的農諺，都生動得描繪了大雪對農業的好處，由於雪水裡的氮化合物比雨水多五倍，不僅可以肥沃田地，還能凍死地表的害蟲，讓未來作物能夠生長得很好。

大雪期間的農事活動，主要是積肥送肥、修田、整水利設施等，趁著冬季整修，等到來年春天就可以開始播種。

記得農諺道：「不凍不消，冬灌嫌早；夜凍日消，灌水正好；只凍不消，冬灌晚了。」冬灌要看天時地利，最適合的時間是雨水稀少，冬冷乾旱的時候進行，若是過早，氣溫偏高，會導致蒸發旺盛，無法起到蓄水保墒（保持土壤水分含量）的作用；若是過晚，溫度會因為太低，造成地面結凍，水分無法下滲到土地裡，就沒有冬灌的意義了。

信仰繁多，痘疹娘娘、鎮海將軍保平安

農曆十一月一日是痘疹娘娘的誕辰日，民間會在這一天舉辦慶典。痘疹娘娘是台灣人早年信奉的醫藥神之一，是主管天花與麻疹的神祉，可以庇佑人們的健康，防止傳染病的發生。

由於以前的醫療資源貧乏，也沒有什麼醫療觀念，一般人生病時也都只求神明解決，因此很常有惡疾肆虐。其中，有「熱病」號稱的天花，便是早期流行的傳染病之一，染上疾病的大多都是孩童，因此為了讓孩子平安度過這場災禍，家家戶戶都會信奉痘疹娘娘。時至今日，醫學科技進步，醫療觀念也落實到每個人的心中，以前被視為大敵的惡病早已絕跡，因此大家極少再供奉痘疹娘娘了。

台灣的民間信仰眾多，但大都跟民生有關，而信奉的神明也都跟人民的居住地有很大的關係。例如山區必多山神廟，海邊則是因為會出海，而敬奉海神或是至鎮海將軍，台南四草和安定都有供奉鎮海元帥的廟宇，期望可以庇佑沿海住民平安，漁獲豐收。

食養節氣生帖

大雪過好日，四季流涎
芋薺、蓮藕、橘子、山楂

冬令進補，一肉三果

大雪前後，天氣寒冷，不適合出遊，應順時節變化，好好休息，養生也要順應自然規律。大雪是「進補」的好時節之一，素來有「冬天進補，開春打虎」的說法，冬令進補能提高人體的免疫功能，促進新陳代謝，改善畏寒的現象。

北風呼呼地刮著，像刀片一樣刮疼人的臉，捲地而起的呼嘯聲，猶如尖細的銀針刺著人的皮膚。回到家中，薑湯的味道充滿了整個房間，光是一聞就讓身體全身緩和了。

冬令進補還能調節體內的代謝，使營養物質轉化成能量儲存在身體內，有助於陽氣的升發，此時宜溫補、養陰益精。

因而冬季食補應食用富含蛋白質、維生素和易消化的食物，例如薑棗湯抗寒或是一頓豐盛的火鍋，都是不錯的選擇。以下介紹大雪時節宜吃的「二肉三果」，提供冬令進補時的參考：

羊肉——溫胃禦寒

羊肉性溫，是冬季最常見的進補食材，可以暖胃禦寒，具有食補和防寒的雙重效果。羊肉可補精血、療肺虛之功效，對氣喘、氣管炎、肺病的人相當有益。

魚肉——益智健腦

魚肉營養豐富、脂肪含量極低，非常適合在冬季食用。除了營養豐富之外，最重要的是魚肉的蛋白質含量極高，且屬於優質蛋白，人體吸收率高。其次，魚肉具有益智、健腦等作用。

柑橘、雪梨——生津止渴

在冷熱交替下，非常容易引起肺燥咳嗽，柑橘類水果、雪梨等都可以潤燥止渴，化痰止咳。

冬棗——富含維生素

要說含有維生素C最多的水果，非冬棗莫屬了！冬棗含有豐富的糖類、維生素C和環磷酸腺苷，能減輕化學藥物對肝臟的損害；還含有較多的維生素A、維生素E、鉀、鈉、鐵、銅等多種微量元素，對維持血管壁的彈性很有益處；冬棗中還含有蘆丁成分，是治療高血壓的有效藥物，故對冠心病、高血壓、動脈粥樣硬化病症的防治有很大幫助。

循令食・家の味

◆黑芝麻杏仁豆漿

食材：

黃豆七十克
黑芝麻十五克
杏仁二十克
水一・五公升
糖十五克

作法：

一、將黃豆浸泡數小時以上後瀝乾，把黑芝麻與杏仁清洗乾淨。

二、將黃豆、黑芝麻、杏仁、水、糖分別放入豆漿機，等待二十五分鐘即可。

◆蒜泥茼蒿

食材：

大蒜三瓣
茼蒿兩百五十克
味精、食鹽
香油各適量

作法：

一、先將茼蒿洗淨，切成一寸長段；大蒜搗泥備用。

二、鍋內放入清水煮開，茼蒿下鍋用開水燙三分鐘撈出。

三、將蒜泥、味精、食鹽、香油同時放入，攪拌均勻盛盤。

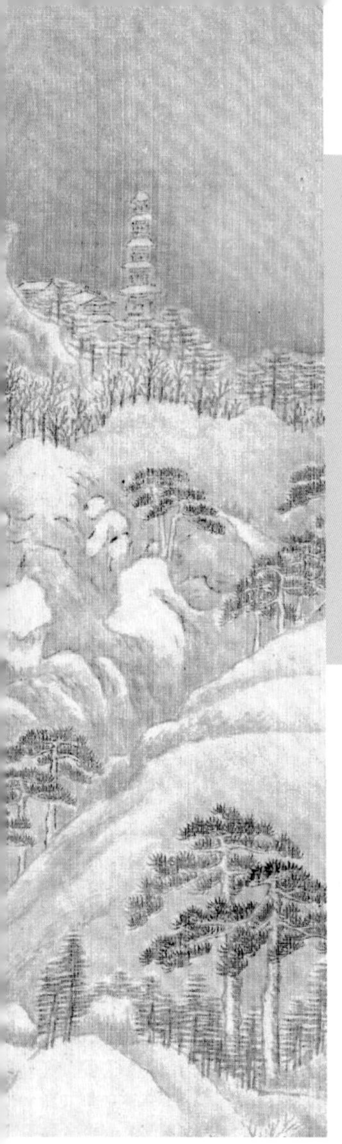

黃鐘應律好風催，陰伏陽升淑氣回。
葵影便移長至日，梅花先趁小寒開。
八神表日占和歲，六管飛葭動細灰。
已有岸旁迎臘柳，參差又欲領春來。

——宋・朱淑真〈冬至〉

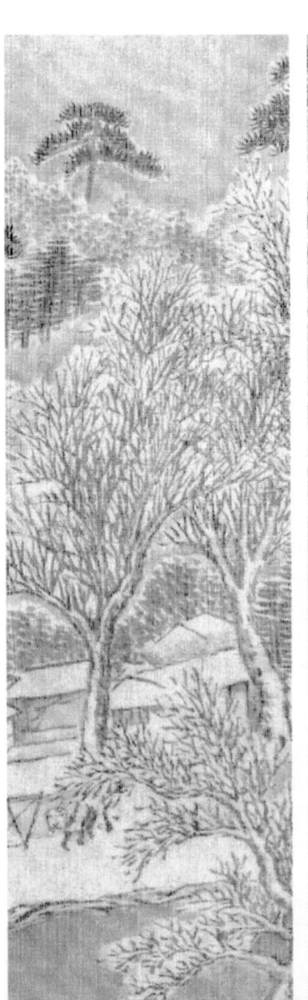

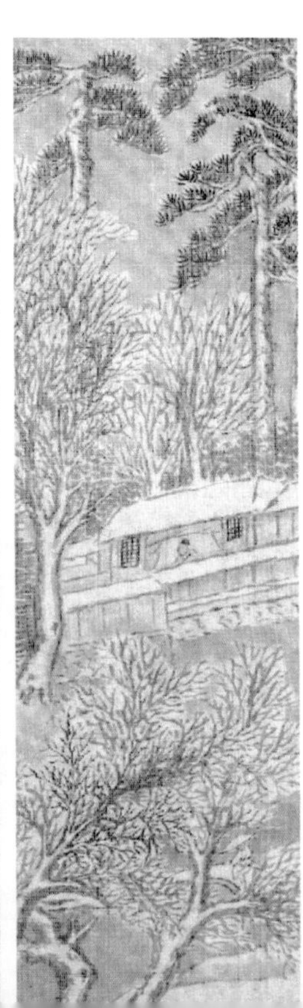

數九冬至天，水泉動河凍開

22

冬至

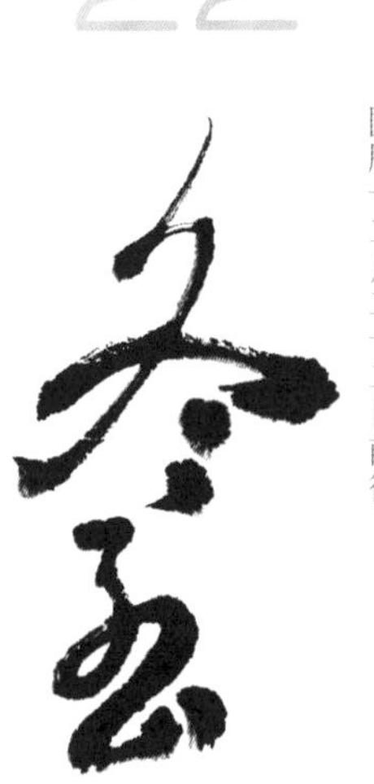

國曆十二月二十二日前後

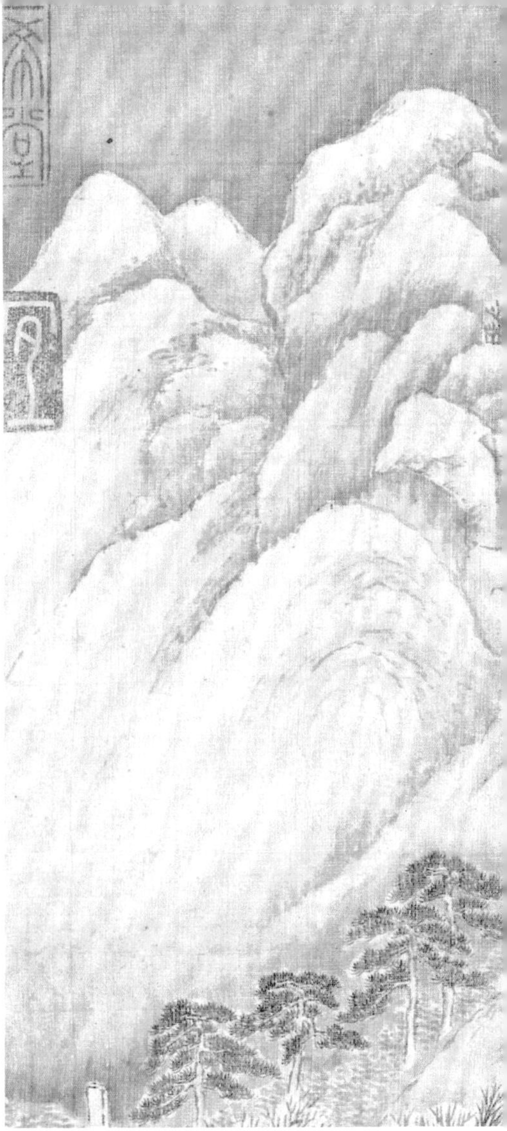

冬至嚴寒數九天，羊隻牲畜要防寒，
積極參加夜技校，增產豐收靠科研。

——二十四節氣農事歌

冬至

蚯蚓結，麋角解，水泉動。

晝短夜長，冬至大如年

《尚書．洛誥》記載：「樹八尺之表，夏至日，景長尺有五寸；冬至日，景長一丈三尺五寸。」在冬至這一天，白晝變得最短，夜晚變得最長，這時已經開始進入了數九寒天。

「冬至」是二十四節氣中很重要的節氣之一，因而古代文獻對於冬至的記載繁多，《月令七十二候集解》云：「十一月中，冬藏之氣，至此而極也。」其中的「至」代表著極致，包含了三層意思，即陰寒達到極致，氣溫最冷；陽氣開始上升，天氣寒徹；晝短夜長。

古時候的人認為從冬至開始，白晝會一天比一天長，陽氣逐漸回升，代表下一個迴圈開始，是大吉之日，民間更有「冬至大如年」的說法。所以，冬至又稱作「小年」，一來是說明年關將近，二來表示冬至的重要性。

《周禮．春官》：「以冬日至，致天神人鬼。以夏日至，致地祇物魅。」表示冬至祭天神，夏至祭地神，這是自古以來到清末都遵循的一個儀式。

冬至節與清明節一樣重要，都要祭天祭祖，以感激天神和祖先一整年的護佑，讀書人則是祭孔，祈求高考狀元。在民間，冬至的祭天祭神活動又叫「祭冬」或「拜冬」。

演變至今，雖然不會大張旗鼓舉國慶祝，但每到了冬至，許多小家庭仍然有拜拜的習慣，祈福來年風調雨順，家和萬事興。

冬至到，湯圓餃子添一歲

夏至吃長麵，冬至吃什麼？在華人文化中，冬至的代表食物，最普遍的是餃子、餛飩、湯圓，都蘊藏著文化典故。

古語有一句：「冬至到，家家戶戶吃水餃。」據說吃餃子的習俗，是為了紀念醫聖張仲景。

「吃了湯圓大一歲。」台灣在冬至時也有吃湯圓的習俗，長輩會端著裝了紅白湯圓，一邊這麼說。湯圓是用糯米粉製成的圓形甜品，意味著「團圓」、「圓滿」，再煮成甜湯祭祀神明、祖先，然後全家人團圓食之，稱為「添歲」。沒有餡料的糯米粉小糰子才是湯圓，把一部分湯圓染成紅色，紅色與白色湯圓寓意著「陰陽交泰」。

冬至來臨，糖水在鍋子裡咕嚕咕嚕叫著，一群圓溜溜的小糰子在水中上下翻滾，等到白白胖胖的湯圓浮出水面，便將其盛在碗中，熱氣騰騰，香氣四溢。

九九八十一，數九迎春暖

除了北方吃餃子，南方吃湯圓習俗以外，這天還有另一個活動就是「數九」。梁代宗懍在《荊楚歲時記》記載：「俗用冬至日數及九九八十一日，為寒盡。」意思就是說，從冬至這一天開始算起，每九天算一個「九」，第一個九天叫做「一九」，以此類推，一直數到「九九」八十一天時，天氣就暖和了，因此人們也把冬至稱為「數九」。

各地流行口傳的「九九歌」都不一樣，例如北京的九九歌是：「一九二九不出手；三九四九冰上走；五九和六九，河邊看楊柳；七九河凍開；八九燕子來；九九加一九，耕牛遍地走。」

以雲南地區來說，就是「一九二九，相見不出手；三九四九，冰凌上走；五九六九，沿河看柳；七九六十三，行人路上把衣袒；八九七十二，扇扇攆熱氣；九九八十一，曬破腦門皮。」從九九歌可以看到各地這八十一天的氣候變化與異同，還能發現各地的風俗民情。

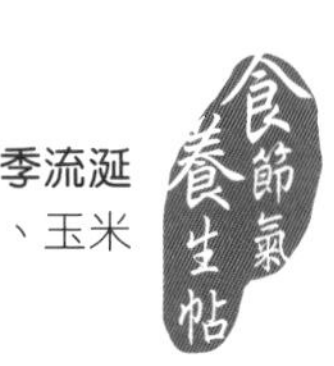

冬至過好日，四季流涎
高麗菜、牛蒡、洋菇、玉米

三九寒冬，進補過猶不及

冬至在養生學上也是極為重要的節氣，主要是因為「冬至一陽生」、「陰極之至，陽氣始生」。從冬至起自然界的陽氣開始萌芽發展，冬至是養生進補的最後時機，而這一天，也是夏病冬防、冬病冬治的最好時機。

從養生學來看，進補不只是吃點營養價值高的食品就可以了，應該要視個人體質來決定如何進補。按照傳統中醫的理論，進補可以分為補氣、補血、補陰、補陽。

需要注意的是，儘管冬至是進補的好時節，切記「過猶不及」，還是要根據自己身體的情況適當進補。

羊肉湯是很多人進補的首選，因為羊肉性溫，可以溫胃禦寒，若與同樣溫補食材搭配，例如可以解膩清熱的蘿蔔，就更好了。

從冬至開始，一年當中最寒冷的三九寒冬即將到來。除了保暖的穿著之外，多吃富含蛋白質、優質碳水化合物和脂肪的食物，提高自身能量抵禦寒風。同時，搭配進補一些潤肺養肺的食物。例如，烏雞湯也是大家冬令進補最愛的湯膳之一，裡頭加入滋養、鎮靜、安神的藥材，針對氣虛體質的人有很明顯的作用。

以下整理需要補氣、補血、補陰、補陽的人，可以進補的食物：

補氣 主要針對氣虛體質者，一般採用紅蔘、紅棗、白朮、黃耆、五味子和山藥等。

補血 主要針對血虛體質者，一般採用當歸、白芍、阿膠、首烏和十全大補膏等。

補陰 主要針對陰虛體質者，採用白參、沙參、天冬、龜板、冬蟲夏草和白木耳等。

補陽 主要針對陽虛體質者，一般採用鹿茸、韭菜籽和十全大補酒等。

如果不按照自己的身體狀況，只是覺得哪樣補就吃什麼，反而容易對身體有害。因此，冬令進補應該因人而異，絕不是多多益善！

循令食・家の味

◆玉米羹

食材：

罐裝玉米粒一罐

番茄兩百克、青豆五十克

冬菇二十五克

薑、雞湯、麻油

胡椒粉、糖、玉米粉

水、鹽各適量

作法：

一、將冬菇用水泡軟切碎，青豆水煮五分鐘；番茄用水稍微浸泡後去皮切碎，備用。

二、燒鍋下油，爆香薑片，倒入雞湯、玉米粒以及備料煮開後，用慢火繼續煮五分鐘。

三、加入調味料攪拌，即可盛起。

◆羊肉燉白蘿蔔

食材：

白蘿蔔五百克

羊肉兩百五十克

薑、料酒、食鹽各適量

作法：

一、將食材洗淨切塊備用。

二、水煮五分鐘後撈出羊肉，把水倒掉。

三、換一鍋水燒開後，放入羊肉、薑、料酒、鹽等備料，燉至六分熟，再將白蘿蔔入鍋一起燉煮。

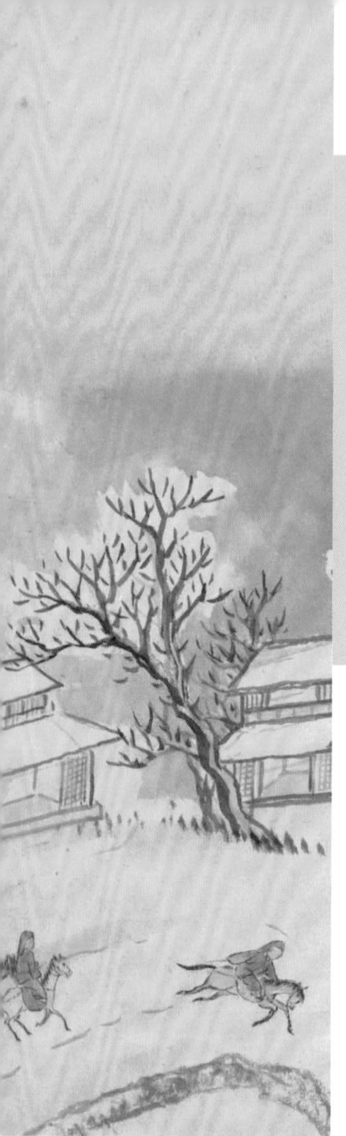

小寒連大呂，歡鵲壘新巢。
拾食尋河曲，銜紫繞樹梢。
霜鷹近北首，雊雉隱叢茅。
莫怪嚴凝切，春冬正月交。

——唐・元稹〈小寒〉

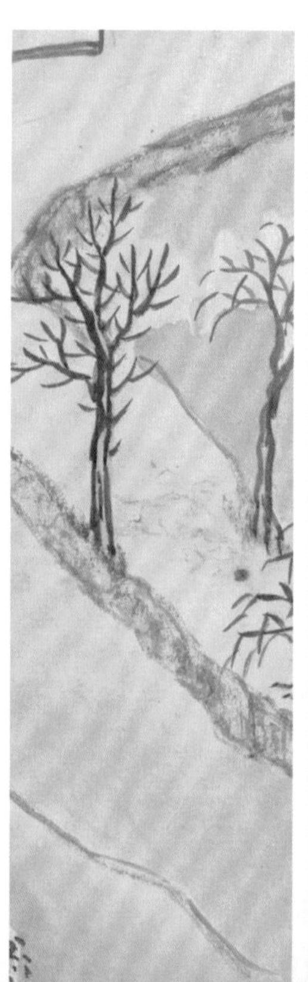

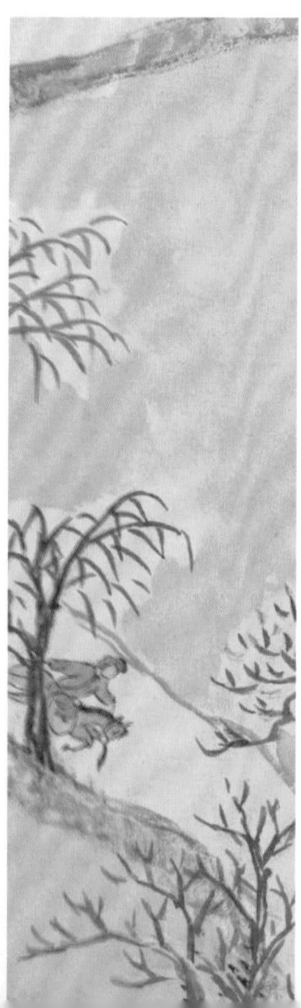

雁北鄉鵲始巢，天寒地凍北風吼

23

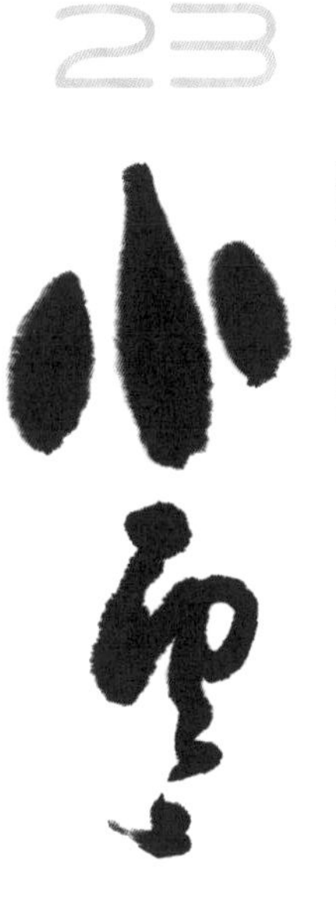

小寒

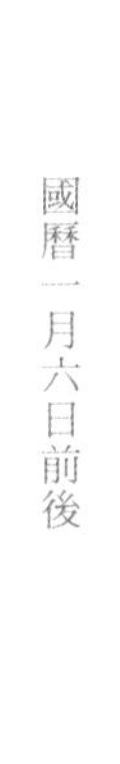

國曆一月六日前後

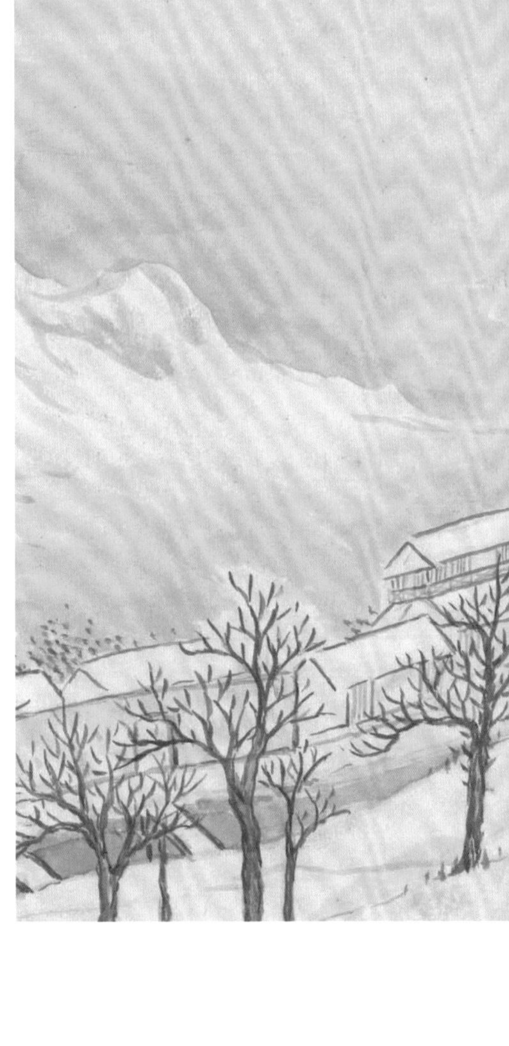

小寒進入三九天，豐收致富慶元旦，
冬季參加培訓班，不斷總結新經驗。

——二十四節氣農事歌

小寒

雁北鄉，鵲始巢，雉始鴝。

風應花期，其來有息

轉眼間，迎來了天寒地凍的冷冬，二十四節氣倒數第二個節氣——小寒。看見「小」字，還以為尚未達到最寒冷的時候，但其實小寒才是一年之中，最冷的時節。俗話說：「數九寒天」，小寒就剛好在三九的前後，所以自古流傳著「小寒勝大寒，常見不稀罕」的俗語，這段時間的寒冷程度從「街上走走，金錢丟手」、「一九二九不出手，三九四九冰上走」的俗語中，可見一斑。

時間已來到年末，小寒節氣的到來，意味著氣候已經進入隆冬。這時年味漸漸濃了起來，街上充滿著紅色的喜慶裝飾，以及每年都會播放新春音樂，家家戶戶開始忙著貼春聯、大掃除、置辦年貨了。

周煇在《清波雜誌．卷九》提到：「江南自初春至首夏有二十四番風信，梅花風最先，楝花風居後。」在江南一帶有「二十四番花信風」的習俗，人們會把花開時吹過的風叫做「花信風」，意即帶來開花音訊的風，因為是應花期而來的風，所以為「信風」。

古代以五日為一候，三候為一個節氣。從小寒到穀雨這八個節氣裡共有二十四候，每候都有對應的花卉，於是便有了「二十四番花信風」之說。而小寒節氣所對應的花信風是梅花，但需要注意的是，由於地域氣候變化、梅花種類等原因，它並非意味著所有地方的梅花花期，都跟小寒節氣完全重合。

冬至到，湯圓餃子添一歲

古人會在十二月份舉行合祀眾神的臘祭，是很重要的祭祀活動，因此把臘祭所在的十二月叫「臘月」，小寒即是臘月的節氣。

漢應劭《風俗通義》曾有記載：「臘者，獵也，言田獵取獸以祀其祖先也。或曰臘者，接也，新故交接，故大祭以報功也。」

「臘祭」有三個意義，一是代表不忘本，表達對祖先的崇敬與懷念；二是祭百神，感謝祂們一年來為農業所做出的貢

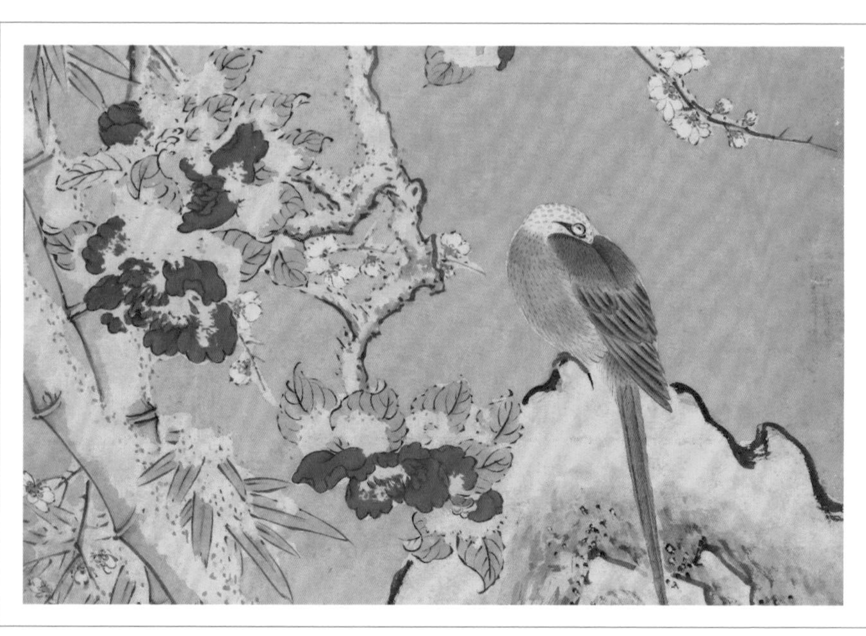

獻；三則是藉此遊樂一番，慰勞辛苦一年的自己。

台灣會在冬令時節，賑米濟衣給貧困無依者，自古以來便在臘月酷寒中溫暖了許多人，從以前沿襲至今日，已經成為寒冬中最富人情味、最溫暖的活動了。大多在臘月舉行白米賑濟的活動，大都會由寺廟主辦，每到發米之日，有需要的人會帶著證明文件到廟中領取這一份白米，雖然不多，卻是厚重的心意。

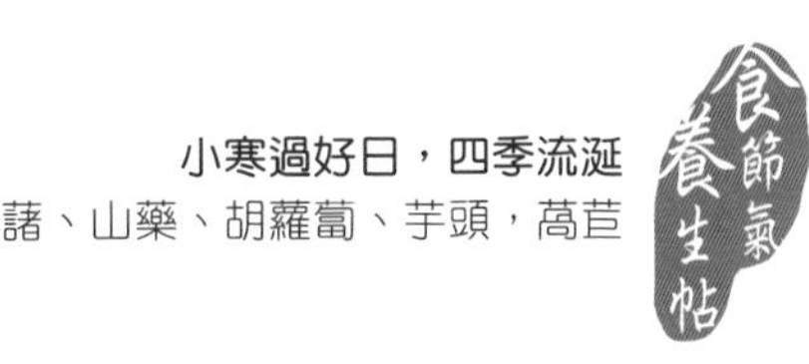

小寒過好日，四季流涎

甘藷、山藥、胡蘿蔔、芋頭，蒿苣

虛不受補，先顧護脾胃

在小寒節氣，注重以溫熱食物補益身體，可以起到事半功倍的效果，但最好根據體質來進補，冬令進補一般是指虛弱病症的人需要利用這段時間補身體，對於想增強體質的人來說，還是以鍛鍊身體和攝取一般的營養食物就好，不必特別食用補品，免得適得其反。

在「虛不受補」的情況下，要首先顧護脾胃。所謂「虛不受補」是指體質虛弱或陰陽氣血皆處於虛弱狀態時，當用補藥滋補，但若是在脾胃也很虛弱的狀態下，強行進補，則加重脾胃負擔，難以做到進補之效果，因此在運用補藥養生時，應配以調理脾胃之品，例如陳皮、木香、藿香、佩蘭、蒼朮、厚朴等，使脾胃功能健旺。

「引補」就是打基礎的意思，一般來說，會選用燉牛肉，或芡實、紅棗、花生仁加紅糖燉服，加以調整脾胃功能，也可燉些羊肉，如羊肉大棗湯等也有同樣功效。此後再服食補品可增加滋補效力，也不會發生「虛不受補」的情況。

手腳冰冷，補充鐵質

每到冬季就會感覺手腳冰冷，躺進被窩也要很緩慢才會有溫度，這是大部分女性都會有的困擾。很多女性都比男性還要怕冷，表現為手、足等末梢部位冰涼、全身發冷。

根據營養學家指出，女性應每日攝入十八毫克的鐵，然而大多數女性都沒有達到這個標準。因此，怕冷的女性除了攝入充足的熱量外，還要有意識地多吃富含鐵質的食物，如豬肝、羊肉、牛肉、魚、雞蛋、黑木耳、牛奶、豆類和綠色蔬菜等。

同時，要注意多吃些含碘量較高的食物，如海帶、海蜇、海魚、蝦皮等。通過攝入不同含量的食物，補充身體缺乏的元素，改善身體平衡，減輕手足冰涼、冬天怕冷的現象，度過一個身心溫暖的小寒。

循令食・家の味

◆花椰菜肉鬆

食材：

花椰菜兩百五十克
瘦豬肉一百五十克
蒜蓉一匙
醬油、糖、太白粉
鹽、味精各少許

作法：

一、將花椰菜、瘦豬肉清洗乾淨，瀝乾水分後切碎，加入醃料醃漬豬肉。

二、下油後加入花椰菜炒勻，加少許水，將花椰菜炒至八成熟後盛起。

三、繼續使用油鍋爆香蒜蓉，下瘦豬肉炒熟，再倒入花椰菜，下調味料繼續翻炒，即可上盤。

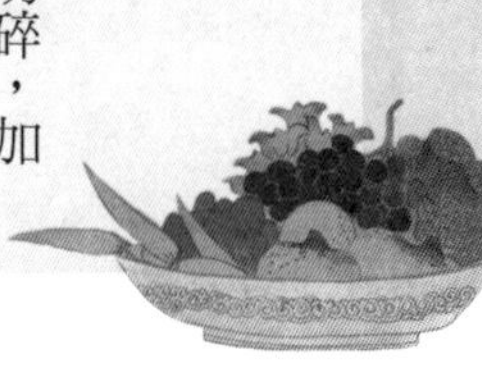

◆白菜豆腐湯

食材：

小白菜一百克
嫩豆腐兩百五十克

作法：

一、將小白菜與嫩豆腐燉湯，加入細鹽、味精、麻油適量調味，即成。

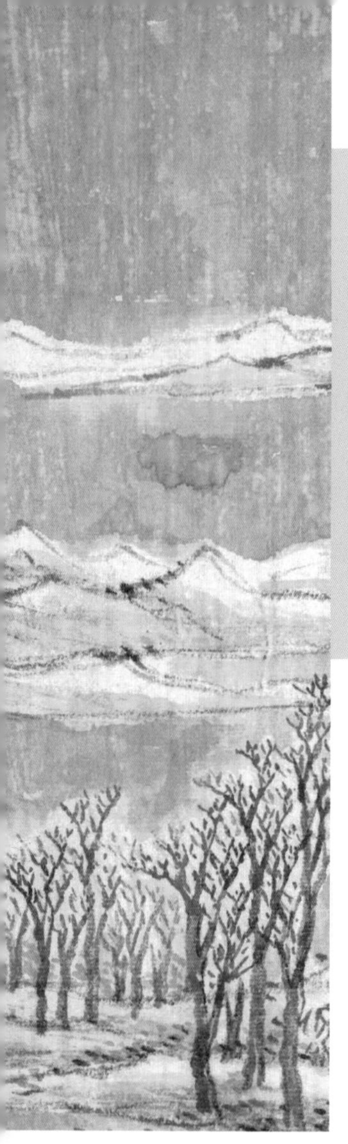

舊雪未及消，新雪又擁戶。
階前凍銀床，簷頭冰鍾乳。
清日無光輝，烈風正號怒。
人口各有舌，言語不能吐。

——宋・邵雍〈大寒吟〉

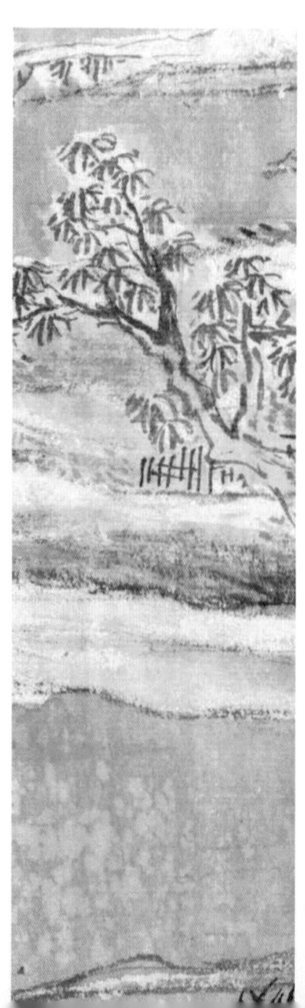

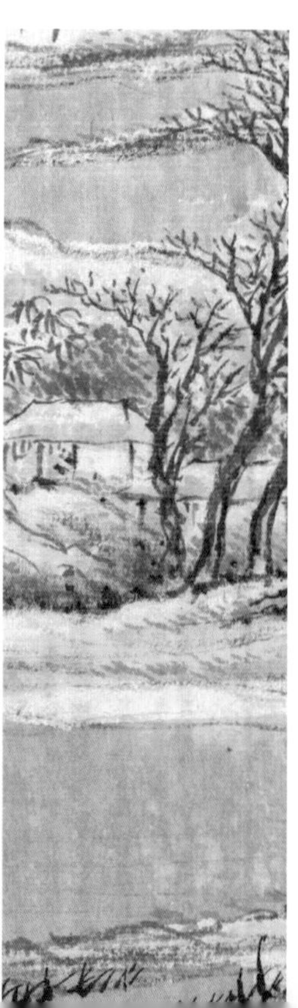

階前凍銀床，征鳥厲疾

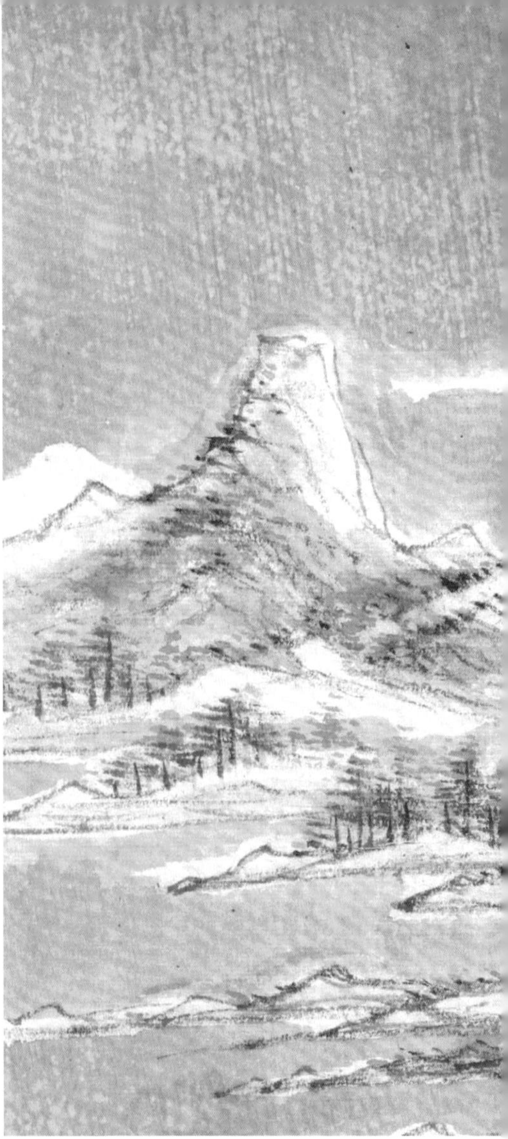

24

大寒

國曆一月二十日前後

大寒雖冷農民喜，好的政策說不完，
摸摸腰包數數錢，歡歡喜喜過新年。

——二十四節氣農事歌

大寒

雞乳，征鳥厲疾，水澤腹堅。

寒氣逆極，嚴霜夜結

二十四節氣猶如季節枝頭上，一朵朵風情萬種的花兒，到了時節自然會如期綻放，每一朵節氣花兒都有獨特的個性。而總是在農曆十二月壓軸出場的大寒，就像是臘梅一樣，站在枝頭上冠艷群芳，為一整年畫下最完美的句點，迎來新一年的節氣輪迴。

《欽定授時通考．天時》說：「寒氣之逆極，故謂大寒。」意思是大寒的氣候冷到了極點。不免想到另一句關於大寒的俗諺：「小寒大寒，冷成一團。」在在說明大寒節氣的寒冷程度，這時節，寒流頻繁南下，天寒地凍，恨不得身上裹著層層棉被才願意出門。

大寒當天的氣候是農業社會的重要指

標，他們會以這一天的氣候來判斷新一年的氣象與農穫狀況。在農民們之間流傳的台灣俗諺：「大寒不寒，春分不暖。」、「大寒不寒，人馬不安。」若是大寒這一天的天氣不冷，那隔年的春天會變得十分寒冷；如果這一天下起雨，那麼來年的氣候就會變得不正常，進而影響到農民的作物生長，甚至會影響到收成。

近年來，各地常出現「暖冬」的不正常現象，我們應該要格外注重環境的改變，平時也要加強身體的鍛鍊，從而減少疾病的發生。

歲末除舊尾牙，酷寒中充盈喜悅

說到大寒，腦海裡便可以馬上蹦出三個關鍵字：歲末、辭舊、尾牙。

按照傳統習俗，每到大寒時節，長輩們都會開始把家裡的裡裡外外打掃得一塵不染，最令孩子們期待的就是可以到迪化街採買年貨，糖果、肉乾的香味充盈著鼻子。在大寒到立春這個段時間裡，有很多重要的民俗和節慶，例如尾牙、祭灶、除夕圍爐等，讓酷寒的冬天裡，充滿了迎新的喜悅與歡樂的氣氛。

每逢農曆初二、十六都是祭拜土地公的日子，稱作「做牙」，而二月初二稱為頭牙，十二月則稱做尾牙。「尾牙」的習俗來由已久，清代《淡水廳志》就有相關記載：「十二月十六日，郊戶以牲醴祀福神，曰『尾牙』。」

大部分的公司行號都會舉辦尾牙聚餐，同時也邀請藝人表演、抽獎等活動，犒賞辛苦一整年的員工。

除夕夜舉宴，長長久久過新年

在閩南地區，臘月二十四日是「送神日」。傳說灶神是玉皇大帝派來民間的監察員，觀察每一戶人家平時的善惡舉措，並且在歲末的時候向玉皇大帝報告，決定來年這戶人家的吉凶禍福。因此，每一戶人家都會在這一天準備祭品獻給灶神，希望祂可以多說好話。

過了二十三日後，距離春節就剩下六、七天了，熱熱鬧鬧的春節即將到來，街道漸漸充斥過年的氛圍，每走進一家店就會播放著熟悉的新年音樂，家家戶戶紛紛出門張貼春聯、置辦年貨，過年的準備工作就顯得更加熱鬧了。

除夕夜這一天，人們最為期盼的莫過於象徵團圓的年夜飯。《清嘉錄》記載了吃年夜飯的場景：「除夜家庭舉宴。長幼咸集，多做吉利語，名曰『年夜飯』，俗呼『闔家歡』。」

當晚家人圍聚在桌子旁，吃著每年必備的年夜菜——長年菜，有「長長久久」之意、滷菜頭有「好彩頭」之意；最重要的是魚不能全部吃完，必須留一點過明白，象徵著「年年有餘」的吉兆。

遠處還能聽見此起彼伏的鞭炮聲，伴隨著家人明媚的笑容、電視機裡的過年特別節目，一起迎接嶄新的一年。

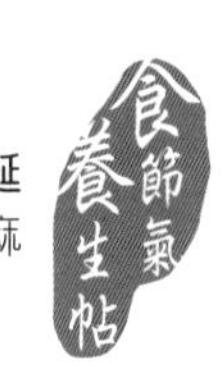

大寒過好日，四季流涎

茭白筍、南瓜、蓮子、紅棗、芝麻

順自然規律進補，來春不病

《靈樞．本神》記載：「智者之養生也，必順四時而適寒暑，和喜怒而安居處，節陰陽而調剛柔，如是辟邪不至，長生久視。」表示聰明人養生之法，都是順應著春夏秋冬四季變化，來確定自己的飲食，掌握自然界的變化規律，以期防禦外邪的侵襲。

「冬不藏精，春必病溫。」若是我們沒有在這個時節好好調養身體，在春天到來時，就容易受到病邪入侵，所以大寒的冬季養生的守則，就是忌生冷、宜熱食，來鞏固身體的能量。

由於北方冷空氣勢力強大，只要一出現，氣溫便會承受不住地驟降，大部分地區會呈現酷寒的現象。寒冷的冬天容易使老年人、幼童或是體弱者罹患呼吸道疾病，因此在冬季的調養上，應該注意飲食均衡營養，不能過補。

大寒是一年中的最後一個節氣，與立春交接，所以在飲食上，和小寒也有些不同，大寒應該以平補的方式補身體，可以選擇一些甘味的食物來調和脾胃、補養氣血，例如：山藥、南瓜、紅棗、桂圓等，調整為平補的方式，適當選擇一些甘味的食物來調和脾胃、補養氣血，像是山藥、南瓜、地瓜、紅棗、桂圓、香菇等，並且在進補中，適當添加香菜、白蘿蔔、茴香等昇散性質的食物，為即將到來的春天預做準備。

以下為補益的食材，可以做為參考：

補氣 蓮子、大棗、荔枝、糯米、雞肉等。

補血 豬肝、雞肝、當歸、龍眼、葡萄等。

補陰 銀耳、芝麻、黑豆、兔肉、鴨肉等。

補陽 韭菜、核桃、枸杞子、羊肉、蝦等。

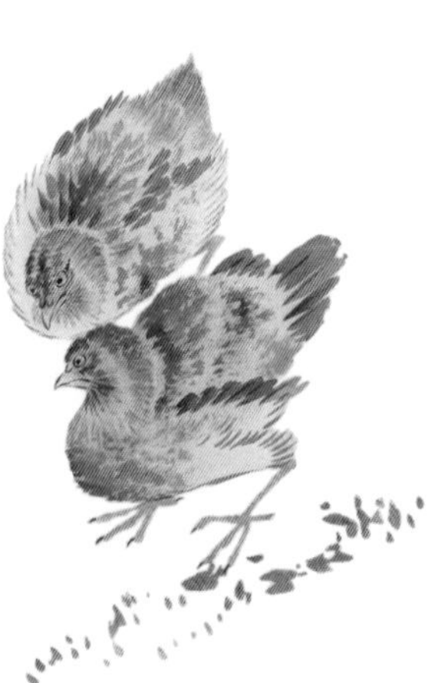

循令食・家の味

◆糖醋炒胡蘿蔔絲

食材：

新鮮胡蘿蔔三根
香菜兩棵、木耳兩朵
白糖三勺、香醋三勺
薑絲、蒜、鹽
花椒、雞精各適量

作法：

一、將胡蘿蔔、木耳、薑、蒜切成絲。
二、放入薑絲、糖、胡蘿蔔絲並翻炒，再放入醋汁。
三、放入蒜絲、雞精，馬上關火，撒香菜在胡蘿蔔上，注意保留生蒜的味道更能提味，最後起鍋裝盤。

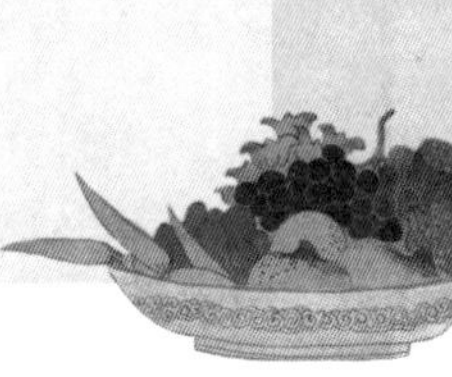

◆當歸生薑羊肉湯

食材：

當歸三十克
生薑三十克
羊肉五百克

作法：

一、將當歸、生薑以清水洗淨，切成片備用。
二、羊肉剔除筋膜後，洗淨、切塊，再放入滾燙的沸水，鍋內去掉血水，撈出放至一旁備用。
三、砂鍋內倒入適當的水，將羊肉、當歸、薑片依序下鍋，大火燒沸後，撈去浮沫，改用小火燉一・五小時至羊肉熟爛為止。取出當歸、薑片，即可食用。

國家圖書館出版品預行編目 (CIP) 資料

循令食 家の味：24 節氣歲時紀 / 陳品洋編審 .
-- 第一版 . -- 臺北市：博思智庫股份有限公司,
民 110.02 面；公分

ISBN 978-986-99916-0-5(平裝)

1. 中醫 2. 養生 3. 節氣

413.21 109020941

美好生活 34

循令食家の味 24節氣歲時紀

編　　審｜陳品洋
書　　法｜黃惠麗
節氣古畫｜國立故宮博物院藏品
主　　編｜吳翔逸
執行編輯｜陳映羽
專案編輯｜胡　梭、千　樊
美術設計｜蔡雅芬

發 行 人｜黃輝煌
社　　長｜蕭艷秋
財務顧問｜蕭聰傑
出 版 者｜博思智庫股份有限公司
地　　址｜104 台北市中山區松江路 206 號 14 樓之 4
電　　話｜(02) 25623277
傳　　真｜(02) 25632892

總 代 理｜聯合發行股份有限公司
電　　話｜(02)29178022
傳　　真｜(02)29156275

印　　製｜永光彩色印刷股份有限公司
定　　價｜320 元
第一版第一刷　2021 年 2 月
ISBN 978-986-99916-0-5

博思智庫股份有限公司

博思智庫粉絲團　Facebook.com/broadthinktank